神経心理学コレクション

シリーズ編集
山鳥 重
彦坂 興秀
河村 満
田邉 敬貴

神経心理学の挑戦

山鳥 重
前東北大学大学院教授

河村 満
昭和大学教授

医学書院

●表紙絵　説明

表紙絵は，Eric Satie の楽譜 "Sports et Divertissments"（Ed. Salabert）を再構成したもの．第6章を参照．（作図　木村政司）

神経心理学の挑戦〈神経心理学コレクション〉

発　行	2000年5月15日　第1版第1刷Ⓒ
	2012年9月15日　第1版第6刷

著　者　山鳥　重・河村　満
発行者　株式会社　医学書院
　　　　代表取締役　金原　優
　　　　〒113-8719　東京都文京区本郷1-28-23
　　　　電話 03-3817-5600（社内案内）

印刷・製本　三美印刷

本書の複製権・翻訳権・上映権・譲渡権・公衆送信権（送信可能化権を含む）は㈱医学書院が保有します．

ISBN 978-4-260-11847-7

本書を無断で複製する行為（複写，スキャン，デジタルデータ化など）は，「私的使用のための複製」など著作権法上の限られた例外を除き禁じられています．大学，病院，診療所，企業などにおいて，業務上使用する目的（診療，研究活動を含む）で上記の行為を行うことは，その使用範囲が内部的であっても，私的使用には該当せず，違法です．また私的使用に該当する場合であっても，代行業者等の第三者に依頼して上記の行為を行うことは違法となります．

JCOPY　〈㈳出版者著作権管理機構　委託出版物〉
本書の無断複写は著作権法上での例外を除き禁じられています．複写される場合は，そのつど事前に，㈳出版者著作権管理機構（電話 03-3513-6969, FAX 03-3513-6979, info@jcopy.or.jp）の許諾を得てください．

序

　この対談はこれから刊行が始まる『神経心理学コレクション』というシリーズの1冊として企画された。神経心理学は専門外の読者にはやや聞き慣れない言葉かもしれないが，文字通り，神経学（脳の科学）と心理学（心の科学）を人間の脳損傷によって生じた症状を媒介にして，有機的に統合しようとする営みである。
　心の働きである感情も，知覚も，記憶もすべて脳の働きに依存する。人間を特徴づける言語も，芸術も，道具も，建築も，社会もすべて脳の働きが生み出してきた。栄光も破滅も，富も飢餓も，罪も赦しも，人間の歴史のすべてはやはり大脳というわずか1,300グラムの臓器の営みの結果である。
　というと，話はやや誇大妄想的に聞こえるかもしれないが，決してそんなことはない。それが動かぬ現実である。

　コーヒーを飲めば目が覚める。酒を飲めば陽気になる。睡眠剤を飲めば寝てしまう。たかが物質，それも数ミリグラム，時には数ナノミリのオーダーの物質がわれわれの心を支配する。脳の一部への血液供給が停止すると，その場所に応じて心は言葉を失い，記憶を失い，時には理性を失う。
　脳がすべての機能を停止すると，心は消滅し，肉体はただの抜け殻となる。禅的表現を借りれば，ただの醜悪な革袋にすぎなくなる。
　しかし，と人は思うであろう。心は現実を離れ，自由に飛翔することができる。知力は重力と感覚の限界を超え，宇宙の涯に到達することができる。理性は憎悪を超えて，友愛を構想することができる。心は脳とは違うのじゃないか，と。
　だが，どのような心も脳が育てるのである。
　発明のすばらしさ，発見のすばらしさ，創造のすばらしさ，愛のすばら

しさ，すべては脳のすばらしさである。
　一方で，殺人の冷血も，いじめのあさはかさも，突発する逆上もすべては脳のおぞましさである。

　この，脳と心の複雑な関係を探り続けてきたのが神経心理学という学問である。すでにヒポクラテスは脳の働きについて語っているが，脳と心の関係が具体的な研究対象となりはじめたのは19世紀中ごろからである。そのころフランスに誕生した臨床医学という，新しい方法論，冷静な観察の方法が，この新しい分野を生み出したといってよい。わが国でも20世紀の初頭には，いくつかの研究がみられるようになる。
　神経心理学はその成立時から，医学の臨床に基盤を置いてきたため，一般科学のはなやかさはなく，いたって地味な営みを続けてきた。
　しかし，最近のいわゆる脳科学の爆発的ともいえる進歩に伴い，その重要さは再認識されつつある。特にニューロサイエンスが記憶や言語や意識の領域に踏み込むようになってからは，人間の高次大脳メカニズム（心の神経メカニズム）を扱う学問領域（つまり神経心理学）からの情報が，ニューロサイエンスの正しい展開のために必要不可欠なものになろうとしている。

　このような時期にあたって，臨床的蓄積と基礎的達成を組み合わせ，ニューロサイエンスの現在における問題点を神経心理学的な視点から整理してみるのは極めて重要なことと思われる。『神経心理学コレクション』はそのような野心的な試みである。
　脳の科学は複雑で難しいが，心の方はわれわれ誰もが有しており，誰もが心の実践的科学者である。その誰もが有している，平明かつ自明な心という現象は，やはり誰もが分かる平易な言葉で語られることが望ましい。

　本書は対談で，中身はやや放談に近いが，問題のあり場所，あるいは解決すべき領域に，大きな網をかぶせるための，向こう見ずな一つの試みと

して，あえて世に問うことにした。生物学的人間学としてでも読んでいただければ幸いである。

　対談という性質上，読み返してみると，話したりない部分や，話しすぎの部分や，重複する部分が目につく。見当違いな発言や間違いもあるかもしれない。これらの点については，ぜひ読者の忌憚のないご教示やご批判をお願いする。

　最後にわれわれのつたない対談をテープ起こしから始めて，一冊の本にまでまとめていただいた医学書院編集部の樋口覚氏，イラストの作成にご苦労いただいた医学書院制作部の佐藤博氏に深甚なる誠意を表します。

2000年4月

山鳥　重
河村　満

本書に掲載された解剖図は，文中に指定がない場合は，以下の3冊より引用した。数字は掲載頁を示す。

　① J. Luys "Recherches sur le Systèime Nerveux cérébro-spinal Sa structure, ses fonctions et ses maladies" (Paris, J.-B. Baillière et fils. 1865).
　　21,34,62,82,83,96

　② Charles Bell "A series of engravings, explaining the course of the nerves" (Philadelphia, Anthony Finley, 1818).
　　102,113

　③ Ludovic Hirschfeld, J.-B. Leveillé "Nevrologie ou description et iconographie du système nerveux et des organes des sens de L'homme" (Paris, J.-B. Baillière, 1853).
　　2,6,7,42,56,85

目次

第1章　記憶を司る脳の仕組み

　記憶の本質 ………………………………………………………………… 3
　記憶の分類法 ……………………………………………………………… 5
　記憶の構造 ………………………………………………………………… 8
　記憶の固定化 …………………………………………………………… 12
　記憶の再生 ……………………………………………………………… 14
　前頭葉と記憶 …………………………………………………………… 15
　痴呆とは ………………………………………………………………… 16
　記憶と知能 ……………………………………………………………… 18
　前頭側頭型痴呆 ………………………………………………………… 22
　感情の神経心理学 ……………………………………………………… 25
　評価と反応の未分化状態 ……………………………………………… 26
　「知情意」の成り立ち ………………………………………………… 27
　感情と記憶 ……………………………………………………………… 29
　コネクショニストかデイスコネクショニストか …………………… 31

第2章　言葉を司る脳の仕組み

　言語半球の優位性 ……………………………………………………… 35
　言語半球の側性化 ……………………………………………………… 36
　利き手と疾患 …………………………………………………………… 37
　側頭葉てんかん ………………………………………………………… 38
　ハイパーグラフィア …………………………………………………… 39
　右半球の言語機能 ……………………………………………………… 41
　ハイパーラリア ………………………………………………………… 43
　自走する言語 …………………………………………………………… 44
　アプロソディア ………………………………………………………… 46
　ウェルニッケ野はどこ ………………………………………………… 48

ブローカ野の機能 ……………………………………………… 51
　　ブローカ野と失語 ……………………………………………… 52
　　中心前回と中心後回 …………………………………………… 53
　　補足運動野と視床 ……………………………………………… 54
　　意味の脳内構造 ………………………………………………… 57
　　大脳皮質の機能と言語 ………………………………………… 59
　　帰納か演繹か …………………………………………………… 60
　　ゲシュヴィントの行動神経学 ………………………………… 63
　　ボストン大学アフェイジアセンター ………………………… 64
　　書字言語と脳 …………………………………………………… 65
　　側頭葉と漢字 …………………………………………………… 67
　　角回と漢字・仮名 ……………………………………………… 69
　　読みの流れ ……………………………………………………… 71
　　漢字は形態から意味へ ………………………………………… 72
　　仮名は形態から音韻へ ………………………………………… 73
　　文字処理機構研究の展開 ……………………………………… 74
　　日本語と欧米語 ………………………………………………… 75
　　曖昧な日本語 …………………………………………………… 76
　　言語による文法の違い ………………………………………… 78
　　分節と「てにをは」 …………………………………………… 79

第3章　知覚を司る脳の仕組み

　　視覚性認知の二つの流れ ……………………………………… 84
　　街並の認知 ……………………………………………………… 86
　　線画の認知 ……………………………………………………… 87
　　ボトムアップかトップダウンか ……………………………… 89
　　病態失認の解釈 ………………………………………………… 89
　　大脳生理学的アプローチ ……………………………………… 91
　　関係の視知覚と形態の視知覚 ………………………………… 91
　　再び画像の認知 ………………………………………………… 93

第4章　行為を司る脳の仕組み

- 行為の構造 …………………………………………………………… 97
- 行動発現の基盤 ……………………………………………………… 98
- 前頭葉と頭頂葉 ……………………………………………………… 98
- 環境から距離をとるのか，環境に接近するのか ………………100
- 行為と行動 …………………………………………………………103
- 道具使用の障害 ……………………………………………………104
- 前頭葉と行動 ………………………………………………………106
- 行為と認知 …………………………………………………………108
- リープマンと失行 …………………………………………………112
- 肢節運動失行 ………………………………………………………114
- パラダイムの呪縛 …………………………………………………115
- 行為障害の大脳メカニズム ………………………………………117
- 非古典的失行 ………………………………………………………119
- 新しいパラダイムに向けて ………………………………………121
- 『神経心理学入門』を書いた頃 …………………………………122
- 大橋博司先生の名著『大脳病理学』 ……………………………126

第5章　神経心理学の研究方法

- 機能画像と症状データの違い ……………………………………130
- 剖検の今日的意義 …………………………………………………133
- 症候学かテスト・バッテリーか …………………………………134
- 脳，この複雑なるもの ……………………………………………136
- 神経心理学の用語 …………………………………………………140
- 知能の構造 …………………………………………………………142
- 注意とは ……………………………………………………………145
- 意識とは ……………………………………………………………147
- 意識の場はどこにあるか …………………………………………148
- 心とは ………………………………………………………………150
- 「神経心理学」という呼び方 ……………………………………152
- 患者から学ぼう ……………………………………………………155

高次機能障害のリハビリテーション ………………………156
神経心理学とニューロサイエンス ……………………158
リハビリテーションの本質 ………………………………159

第6章 「知情意」の神経心理学

脳と芸術 ……………………………………………………163
表象化されない感情を伝達する ………………………164
芸術する脳 …………………………………………………166
時空を越えた心のコミュニケーション ………………168
言語と音楽の脳内機構 ……………………………………170
西洋画と日本画の間 ………………………………………172
平面絵画と立体彫刻の違い ………………………………173
五線譜の思想と現代音楽 …………………………………175
『草枕』とグレン・グールド ………………………………179
『草枕』と「知情意」の世界 ………………………………181
漱石の「非人情」……………………………………………182
「非人情」のその後…………………………………………185
グールドの出世間的姿勢 …………………………………186

第1章
記憶を司る脳の仕組み

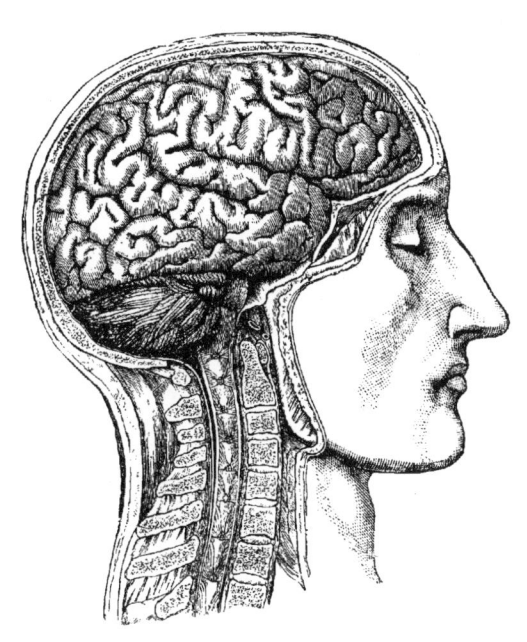

第1章　記憶を司る脳の仕組み

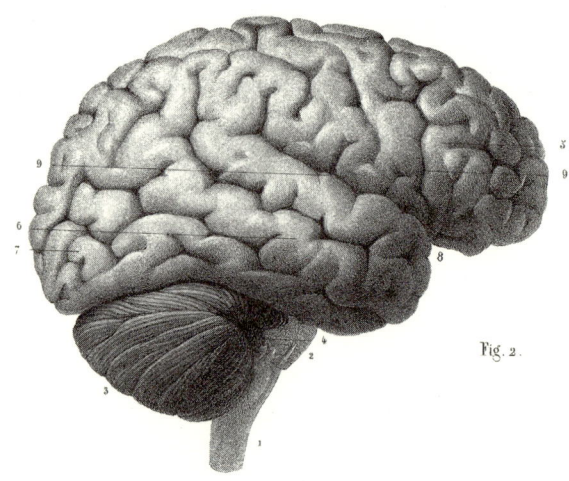

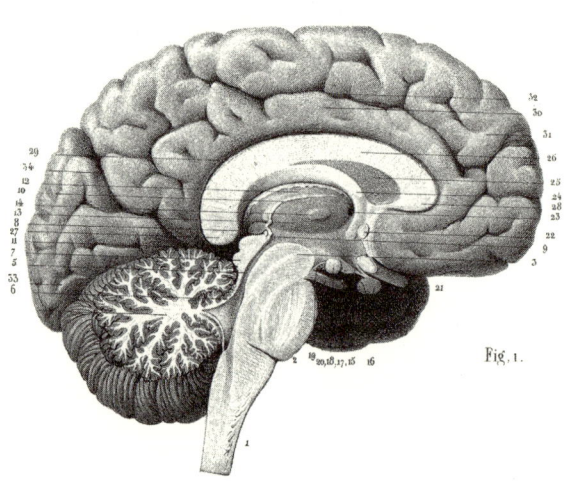

右脳の外側面（上）と左脳の内側面（下）

河村 最初に「記憶」の問題からうかがいたいと思います。先生は1985年に古典的教科書『神経心理学入門』を医学書院から刊行なさいました。この本の出版も一つの契機となり，その後本邦でも神経心理学が飛躍的に進歩しました。多くの人がこの本を使って勉強してきましたし，今もしています。

　以前，この本についてお話した折に先生は，もし改訂するとすれば「自分としては，まず記憶のところを直したい」とおっしゃいました。本書がその第一弾として出る『神経心理学コレクション』シリーズでも，山鳥先生は記憶のところをご自身でお書きになる予定です。そこでまず記憶についてうかがいたいと思います。

　1985年以降，記憶研究は，急速に，特に臨床研究が進歩したことは事実で，それはまさに飛躍的といっていいぐらいのものでした。しかし，先生の本には十五章の中で一章しか記憶については書かれていません。おそらく今，先生がこの本を新たにお書きになるとしたら，分量はもっと多くなるだろうし，組み立ても変わるだろうと思います。先生が今記憶について書かれるとしたら，どんな構成で，どんな内容になるのでしょうか。

記憶の本質

山鳥 記憶の問題は厄介ですね。アプローチできそうでできないところがあるんですよ。記憶でいちばん本質的なことは，生物の行動というのをみると，これは基本的に全部記憶なんです。

　たとえば失語症というふうな概念があるわけですけども，これも最初は「言葉の記憶の喪失」だとか，「発語の記憶の喪失」だとかというふうに，やっぱり記憶と結びつけて考えられた過程があるわけです。

　それから視覚性失認などでも連合型視覚性失認という場合には，これはパーセプトと記憶が結びつくというふうに考えられた。認知行動のすべての基本にはだから記憶があるわけです。そういうタイプの記憶と，最近飛

躍的に研究が進歩しているような，普通われわれが物を覚えるという意味での「生活的な出来事の記憶」というのが，どんなふうに結びついているのかという話までもっていかないと，記憶を理解したことにならないわけです。

ですから，そこがすごく難しい。「生活的な出来事」だけで記憶を研究すると，それはそれで何か一つの完結した認知活動を研究しているように思うわけですが，実はそうじゃなくて，記憶というのはほかの認知のベースにもなっているわけです。

行動というのはある意味では全部記憶を土台にして成り立っているわけですから，その大きなパースペクティブを含んだ形で記憶を把握しないと，本当の意味では記憶を理解したことにならないのです。それが難しい。

だから記憶がいちばん大事だというのは，前からの僕の一つの認識なんです。で，ここ十年以上，記憶をいちばんメインの仕事として，僕らのグループでもやってるわけですけれども，研究対象がどんどん広がっている。未知の領域がどんどん広がっていて，大きな枠組みでの把握ということ自体がなかなか難しいんですよね。でもすごく大事で，これが基本だという認識は多分動かないと思うんですね。

河村　『神経心理学入門』を書かれる以前から，そのようにお考えになっていたんですか。

山鳥　それはそうですね。たとえば失語なんかを考えているときでも，やはり記憶というのはポイントとして出てくるわけです。喚語障害なんていう場合でも，必ずこれは「言葉を失った」のか，「思い出せない」のか，ということを考えないといけない。忘れとか思い出せないということと，実際に「記憶を喪失」していることとの間にどういうつながりがあるのか，という難しい問題も避けては通れない。

河村　認知，行動の背景に記憶という大脳機能が知られています。それとは別にいわゆる覚えるとか思い出すという日常用語で使われる意味での記憶があります。記憶はいくつかの側面から捉えることができるということ

ですから，記憶といっても人によって様々なことを頭に思い浮かべます。記憶の内容は非常に広い。

以前はそれらが整理されておらず，漠然と記憶という言葉が使われていたのが，研究が進んで記憶の内容が細かく分類・整理され，それに応じて新しく用語が作られたわけですね。

記憶の分類法

意味記憶とエピソード記憶

山鳥 かなり整理されてきたとはいえますね。たとえば Tulving が1972年に意味記憶と，それからエピソード記憶というのを分けたわけです。それまででも，そういうことは知られていたわけですが，理論的な形で整理して提出したという意味では Tulving の功績は大きいと思うんです。

エピソード，つまり出来事を記憶するということと，単語とか，あるいは概念とかですね，そういうものを記憶するということとはやはりどこか質的に違うじゃないかというわけですね。当然，連続性はあるわけだけど，やはりそれを一回分解して違うものとして考えるというのはすごく説得力があった。現在でも基本的に「知的な記憶」，つまり「意味記憶」と，それから「生活の記憶」，つまり「出来事の記憶」という区別は有効だと思います。

手続き的な記憶と陳述的な記憶

山鳥 それから，もう一つの考えとして出てきたのが，Cohen という人が言い出した「手続き的な記憶」（procedural memory）と「陳述的な記憶」（declarative memory）という区別ですね。これは基本は HM という有名な症例の研究から実践的な概念として出てきたわけですが，生活的なことは全然覚えられない。すぐに忘れる。しかし，そういう人たちが生活的な記憶は忘れても，「手続き的な記憶」ですね，技量的なものだとか

第1章　記憶を司る脳の仕組み

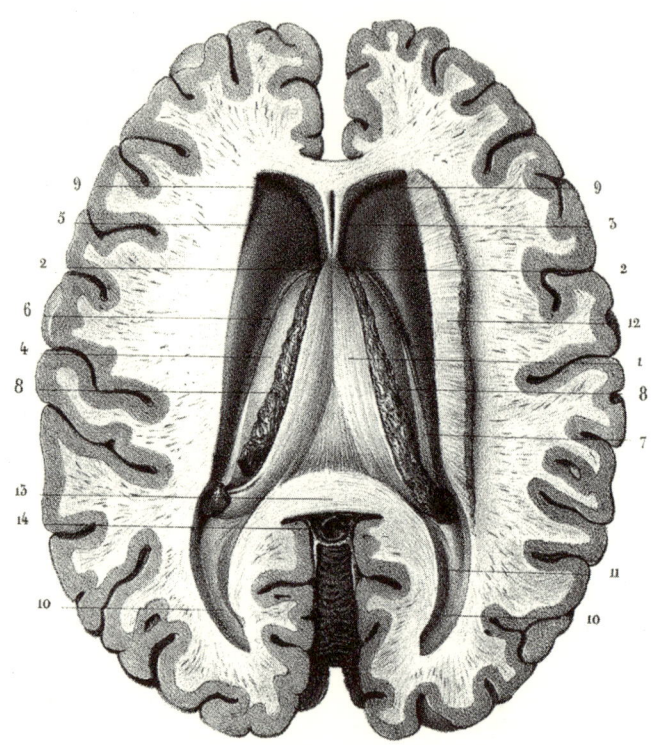

視床を上から眺めた図(Fig 1-4)

記憶の分類法　7

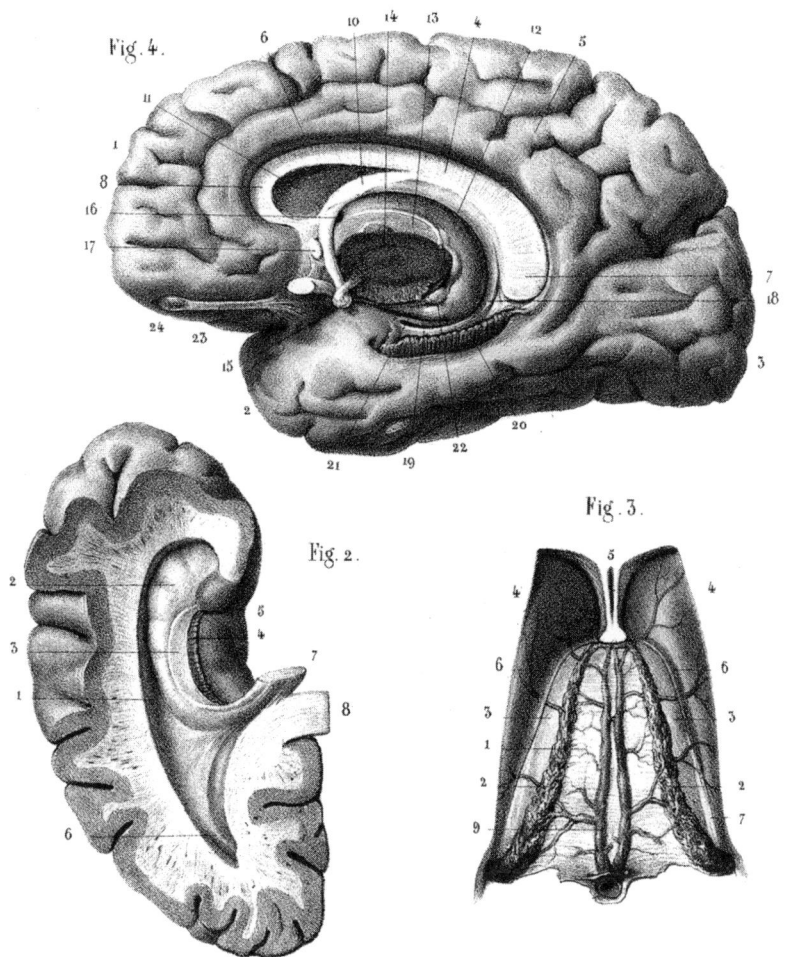

感情を司る扁桃体(Fig 2-2)と記憶に関する海馬(Fig 4-20, 1)

運動だとか，そういう繰り返すと身体が覚えていくようなものを覚えることができるということを見出した。

　それを「手順の記憶」，あるいは「手続きの記憶」という言い方をして，区別した。これも考えてみると当然われわれは自分の生活体験として知っているわけです。運動の記憶だとか，それから字を書くときの手順の記憶だとか，いろいろ生活上ルーチンにやっていることの記憶というのは，生活の記憶，たとえば「昨日，何をした……」ということは忘れても，繰り返しによって身体が覚えている。

　そういう「手続き的な記憶」と，それから意識に上ってくるような「陳述的な記憶」というものが，これはこれではっきり区別できる。これも「意味記憶」と「出来事の記憶」と同じように連続性はもちろんあるわけですが，連続性があるのを認めた上で，やはり基本的には違う水準のもので，質の違いがあるということを言い出した。これも大きい進歩だと思いますね。

　ですから，大きな記憶の枠組みとしては，現在は陳述性の記憶と，手続き的な記憶と，あるいはこれを非陳述性記憶といってもいいわけですが，そういう大きい枠組みがある。それからその陳述性の記憶の中に，知的な記憶，あるいは意味の記憶と，それから出来事の記憶，エピソードの記憶，あるいは生活の記憶といってもいいですが，そういう枠組みがある。こういう大きな骨組みに分けて考えると整理しやすいわけです。こういう枠組みはここ最近の記憶研究の一つの進歩だと思うし，受け入れていい考えだと思います。

記憶の構造

河村　「エピソード記憶」と「意味記憶」，それから「陳述記憶」と「手続き記憶」という四つの要素に分けたことで，記憶の内容がかなり分かりやすくなったと思います。それでは，これら記憶の内容と脳部位との関連を

まとめていただけますか。

潜在性の記憶

山鳥 それがわれわれとしてはいちばん知りたいところなので，心理学の人が概念的に提出してくることを，神経学者としてはやはり大脳と結びつけて考えていく必要があるわけですね。「非陳述性の記憶」，あるいは「手続き的な記憶」は，もう少し違う言い方をしたら，最初の概念の提示からいくとちょっとずれますけれども，潜在性の(implicit)記憶とも呼ばれています。手続き的な記憶というのは，これは極端な言い方をすると大脳，小脳，大脳基底核を含めて，すべての脳の基本的な活動そのものの表現だという気がしますね。

それに対して「陳述性の記憶」というのは，おそらく言語と結びついているとか，あるいは意識と結びついたような認知体験と結びついているという意味で，かなり大脳皮質の働きと関連していると思います。

「陳述性の記憶」が大脳と関連するとして，そのうちの「出来事の記憶」というのは，従来からいわれているように，ある特殊な領域との関係が知られています。それが海馬であり，海馬周辺であり，視床であり，視床関連領域であり，あるいは前脳基底部であるわけです。このようにどちらかというと大脳の中軸構造と結びついた格好で「エピソード記憶」が処理されているようなのです。

それに対して「知的な記憶」というのは，おそらくこれは大脳新皮質，特に一次感覚野から感覚連合野，それから異種感覚連合野というふうに，情報の処理のシステムそのものが，そういう記憶と結びついている可能性があると思いますね。

河村 記憶の中枢は海馬であると，医学生の時に習った憶えがあります。しかし現在ではそれだけでは済まなくなっている。

山鳥 そういうことじゃもう済まないですよね。

河村 今，先生は「手続き記憶」や潜在記憶に関する脳部位というのは大脳，小脳，それから大脳基底核，非常に広いとおっしゃいました。私も以

前から「陳述記憶」,「顕在記憶」より「潜在性に機能している記憶」のほうが量的にはずっと大きいんではないかと予測しています。研究上での根拠をもっているわけではないのですが，先生はその点をどのようにお考えでしょうか。

山鳥 基本的な僕の考えの枠組みというのは，「非陳述性の記憶」というものが認知構造の基本的な基盤であって，運動まで含めてわれわれの行動の基本だろうと考えています。その上に進化した形として「陳述性の記憶」あるいは「顕在性の記憶」というものが積み上がってきているという形でイメージしてるんですけどね。

河村 記憶には様々な内容があることが徐々に示され，さらにそれが整理されてきた。次に記憶の内容によって脳部位との関連が，明らかにされつつあるというお話だったのですが。脳部位との関連，たとえば「意味記憶」は脳のどこであるとか，「エピソード記憶」が脳のどこにあるかという，そういう一対一対応の単純なものではなくて，「手続き記憶」は非常に広範に脳の中で機能している。逆に広範に脳が機能しないと「手続き記憶」という機能は生じない。このように理解してよろしいでしょうか。

山鳥 大きくいえばそういうことだと思いますね。

HM 症例など

河村 脳損傷例がずいぶん蓄積されて，神経心理学的な研究に寄与してると思います。HM は非常に有名で，今でも HM についての検討が追加され蓄積されつつあります。ほかにはどんなケースが大切なのでしょうか。

山鳥 ほかで大事なのは，Squire と Zola Morgan たちが剖検例を発表した例がありますね。ちょっとイニシャルは忘れてしまいましたが，R. B. とかなんとかという，僕も記憶研究やってるわりには……覚えてないですけれども(笑)。

剖検をすると障害は CA1 にだけ，そこにだけ限定されていたという例です。にもかかわらず，前向性の健忘があったというんです。そんなに強くないというのがポイントの一つですが，そういう CA1 だけに限局して

いて明らかに健忘があった。

　HMの場合は手術例ですから，側頭葉の内側面は全部切除されているわけです。それに対してCA1だけの損傷だという点がすごく貴重な例で，海馬の重要性を再認識する症例になりますね。

　剖検以外ですと，MRIも出てるわけですし，海馬限局の症例は極めて報告例が多いわけで，そういう例で純粋な健忘症例が起こることは間違いがない。これは動かない事実ですから，海馬の重要性，海馬本体の重要性ということに関してもある程度の合意はあると思うわけですね。

　ただ問題は海馬本体だけの損傷例は記憶障害が軽いというのがすごく大事なところです。それはMishkinの実験例とかSquireたちのサルの実験でも，海馬プラスアルファのほかの領域ですね。嗅内皮質(entorhinal cortex)，嗅周囲皮質(perirhinal cortex)などが一緒に障害されると強い健忘症がみられるけれども，海馬本体だけだと健忘はあるにしても軽い。われわれもかなり海馬限局性の症例は見てきているし，蓄積もしているわけですが，残念ながら剖検例はありません，MRIでみる限り。MRIのデータを使って，海馬の体積を計ってみると，海馬に限局している場合というのは，損傷領域は側頭葉全体の中で非常に狭いですね。そういう例ではやっぱり健忘の程度が軽いということはありますね。

　ですから，海馬だけで記憶をやってるということにはならない。海馬もすごく大事だけれども周辺領域を含めた構造が大事。学者によっては海馬本体ではなくて，entorhinal cortexやperirhinal cortexのほうがむしろ重要だということを主張してる人もあるくらいなんですよね。

河村　今のは海馬周辺領域の話ですけれど，「陳述記憶」についてのことと理解してよいのですか。

山鳥　そうです。基本的には「陳述記憶」，それも「出来事の記憶」。「意味記憶」はちょっとずれてくると思いますね。

河村　それから「手続き記憶」にも海馬はあまり関係ないと考えてもよろしいわけですね。

山鳥　「手続き記憶」は，海馬だけの損傷の場合は侵されないというのが

原則です。むしろ「手続き記憶」の概念はいま言ったように，海馬健忘でもその存在が証明できる記憶という形で概念化されてきたわけです。

記憶の固定化

河村　「記憶形成」と「記憶再生」という言葉がありますが，つまり海馬は「記憶」を形成する……。「記憶」の形成というのは変な表現かもしれませんけれど(笑)。

山鳥　consolidation, つまり「記憶の固定化」ということ。

河村　そういうことに関係しているという意見が古くからありますが，それについて先生はどうお考えでしょう。

山鳥　これはすごく大きい問題で，はっきりいってまだ未解決だと思います。私も今考えてるところで，まだペーパーにはできないんですけれども，問題が大きすぎてかなりしつこく考えているんですが，本当に海馬がコンソリデーションに働いているのかどうかということに関してはまだ未解決な点があると思います。

　海馬が記憶のコンソリデーションに重要だというのは，それを主張している代表的な学者はSquireの一派なんです。Squireたちは海馬で記憶が最初形成されて，それで数年の間に新皮質に移行するということを強力に主張したわけです。

　固定化されてしまえば，それは新皮質の記憶に残って，固定するまでは海馬が働いているという観念なんですね。それに対して研究者がみんな賛成しているというわけじゃなくて，異義を唱えている人もあるわけです。

　たとえば，いちばん簡単なことで疑問な点というのは，純粋健忘というのは短期記憶はノーマルなんですよ。短期記憶はノーマルですが，その場合の短期記憶というのは，心理学でいう30秒とか1分とかいうのを越えていることがある。

　症例によっては10分ぐらいは覚えているけれども，1時間後に聞くと

忘れちゃってる人もあるし，1時間ぐらいは覚えているけれども，次の日に聞いたら忘れているというような人もいます。

そうすると少なくとも，その人たちの記憶はとにかく入力されて，しばらくは貯蔵されていて，それでまた再生されているわけですから，海馬が壊れていても基本的な記憶能力は残っているということにならざるを得ないわけです。

それでSymondsというイギリスの神経学者がいまして，最近あんまり引用されませんが，この人は海馬というのは記憶をアクチベイトするために働いているけれども，本来記憶自身には関わってないんじゃないかということを言ってるんです。1960年代ですけどね。

彼は神経学者で……最近の記憶研究というのはほとんどが認知神経心理学者ですから，あまり引用されないですが，これは僕は割合に説得力があるという気がしてて，海馬が「コンソリデーション」に本当に関係しているかどうかは，まだちょっとよく分からないですね。少なくとも今の大脳生理学の常識からいって，ある入力が一次感覚野を通って，感覚連合野を通って，それから異種感覚連合野を通って，ついで海馬を通過して，ある種の記憶形成をするというのが，一つ考えられる仮説であるわけですが，記憶の素材的なものが，全部海馬に流れ込むと考えるには海馬はあまりにも構造が古すぎるわけです。6層の構造すらもっていない非常に古い組織なんです。たとえばラットだと非常に大きい。人間だと相対的に小さい。そのぶん，人間は新皮質がどんどん発達しているわけです。

そうすると，われわれが社会生活を営むために，どんどん新皮質を発達させていっている，その膨大な情報の処理を海馬が全部支えているということになる。これは常識からいうとおかしい。やっぱり新皮質が全部もっているんだと，海馬は別の役割になっているんじゃないかというふうに思います。「記憶」に関係しているけれども，そこに貯蔵するとか，そこが固定するとかということじゃなくて，たぶんもう少し違うタイプの働きをやっているのではないかという気がしてます。

記憶の再生

河村 このお話は先生の学会での発表とか,著述などからはちょっとうかがいきれない大変おもしろいお話でした。先ほど記憶「形成」と言いましたが,そうではなく「固定」したとして,それから「再生」,また引き出す装置が必要ですね。それはどこの機能なんでしょう。

山鳥 「再生」の部分がいちばん研究しやすいんです。実は記憶というのは基本的には再生しないと評価できないでしょう。ですからわれわれが自分の記憶を語る,あるいは患者の記憶の検査をするという時でも,再生を手がかりにしてしか記憶を語っていないわけですから,基本的には今先生がおっしゃったように再生がいちばん記憶の面白いところであり,われわれはそこしか知らないともいえるわけです。

逆向性健忘にみる再生の問題

山鳥 この再生の問題の手がかりになる症状に逆向性健忘というのがあります。逆向性健忘というのはすごく不思議な現象で,脳損傷で起こります。脳損傷が起こると普通はそこから後の新しい現象が覚えられなくなる。新しい出来事が覚えられない。これは前向性健忘,つまり前向きの健忘ですが,それはまあ何となく理解できるわけですよね。

　記憶装置が壊れちゃった場合には,とにかく新しいことが覚えられない。そうじゃなくて障害が起こった時点から,たとえば10年前,20年前の記憶が引き出せなくなる。これは明らかに固定の問題じゃなくて再生の問題です。

　損傷されるまではノーマルに働いていた大脳過程ですから,貯蔵もちゃんとされていたはずです。そのノーマルに貯蔵されていたはずの記憶素材が出てこないというわけですから,健忘の方向が逆ですね。この逆向性健忘という現象にどうやって記憶が再生されるのかということを解く手がか

りが一つあるわけです。臨床的な立場からいうとね。

　海馬が壊れると逆向性健忘が出る。ただしこの場合は普通2，3年までで，純粋に海馬に限局した場合の逆向性健忘というのは比較的短いんです。そうしますともっと古い記憶というのは，海馬を使わずに再生されている可能性があるわけです。

前頭葉と記憶

山鳥　記憶にとって海馬はすごく大事なんですが，本当に記憶を呼び起こすシステムには海馬が関係していない可能性がここでも出てくる。これもすごくコントロバーシャルで，記憶の再生に海馬が関係していないということはいえませんが，関係しているというのも決してでき上がってしまったセオリーではなくて，記憶の再生に海馬はいるのか，いらないのかという問題は，まだ解決されていないと考えています。

　僕なんかの考えでは，多分記憶の再生には海馬は使われていないんじゃないかという印象を持ってます。特に，普通こういう話題というのは避けるわけですけれど，全生活史健忘というのがあるんですね。全生活史健忘というのは，大体はこれはファンクショナルなもの，どちらかというと精神科の領域に近いものというふうにいわれていたわけですが，ボツボツそういうので外傷後に起こった全生活史健忘などの症例の報告が記憶の専門誌とか神経学の専門誌に蓄積されつつある。

　これはおそらく過去の記憶を再生するメカニズムがどこかで狂ったと，そういう大脳生理学の問題として捉えることができる可能性があるんです。そうだとすれば過去の出来事を呼び出すシステムというのは，海馬とは関係なくて何か別のメカニズムを使っている可能性がある。それがどういうメカニズムかというのは，今いちばんホットな話題ですね。

河村　前頭葉とかいう話をよく聞きますけれど。

山鳥　そうですね。たとえば，今いちばん面白いのは，ヒーラ仮説です

ね。これはカナダのトロントの人たちが言い出したんですが，HERA (hemispheric encoding and retrieval asymmetry) 仮説ですね。

　これはかなり大胆な考えで臨床例というようりはむしろPET研究に基づいた仮説なんです。今先生がおっしゃったように再生です。特に生活的な記憶，出来事的記憶の再生には右の前頭葉が関係している。一方，情報を取り込む，生活的な情報を取り込む時は左の前頭葉が関係している。これでアシンメトリーですね。半球差があって記憶は海馬だけじゃなくて前頭葉がかなり重要なんじゃないかという，かなり面白い仮説が提出されているわけです。

記憶と脳の左右差

河村　大脳の左右の機能差のお話がありましたけれど，記憶についてまだ解決していない問題の一つに大脳機能偏在(lateralization)の問題があると思います。言語性記憶が左で，視覚性の記憶が右という考え方は古くからありますけれど，それについてどうお考えでしょうか。

山鳥　これも単純に割り切った，明快な答えは出せないと思います。ある程度はそのとおりだと思います。基本的には右利きの人は大多数で言語は左に構造化されているわけですから，そういう人たちが言語的情報をエンコードして，要するに入力して，貯蔵してという時に，左の言語半球を使ってそれを処理している可能性というのは十分あるわけです。臨床的にも左の海馬の損傷の時には言語の記憶が落ちますね。

　逆に右半球損傷では，視覚性の記憶は落ちるけれども，言語の記憶は落ちないわけです。まったく白か黒かというふうになるわけじゃないですが，データを調べると差があることは間違いない。

痴呆とは

河村　最近，神経心理学の領域では，痴呆の研究が盛んで，痴呆は社会的

な問題としても非常に重要です。痴呆の診断基準は数種類ありますが，いずれも記憶障害の存在が必要条件で，それに加えて失語，失認，失行などの認知障害が加われば痴呆と診断します。

　また最近では痴呆の概念が非常に広くなって，以前のようにアルツハイマー型痴呆と脳血管性痴呆の二つの病態だけを扱うというわけにはいかなくなったように思います。たとえばfrontotemporal dementiaとかsemantic dementiaとか，様々な概念が新しく提唱されています。難しいと思いますが，記憶障害と痴呆との関連を，先生はどういうふうにお考えですか。

痴呆の二つの見方

山鳥　これはすごく難しい問題で，おっしゃる通り簡単には答えが出せない問題だと思いますね。「痴呆」をどう考えるかという根本的な問題があるわけです。痴呆というのを考えるのに二つ立場があると思う。今のは思いつきだけど(笑)。

　一つは臨床的な評価の手段としての痴呆，要するにこれとこれがあれば痴呆と呼んでいいんじゃないかという臨床の立場からの操作的な選別のための痴呆という概念と，もう一つは，神経心理学的な立場，あるいは心理学の立場から，「痴呆というのはいったい何だろう」，「社会的に落伍してしまうというのはいったい何なんだろう」と考えてゆく時の痴呆の問題は別だと思うんです。

　それで普通は痴呆という問題は前者の脈絡で語られることが多いわけですけども，それはごく簡単でアメリカの医師会の診断基準とかいろいろありますが，社会的に落伍する，これが基本です。今までの知的水準が保たれずに社会的についていけないという場合を痴呆というわけです。その場合それが一つの認知障害によってついていけない，たとえば失語になったためについていけないのは痴呆とはいいませんが，二つ以上の認知障害があって，そのために社会的についていけなくなるのを痴呆という。

　これは操作的な痴呆の診断ですから，多発性の脳梗塞があって神経心理

的な症状が三つか四つあればこれは痴呆だというわけでこれはこれでいいわけですね。定義を作ってそれに合わせて判断するわけですから。

本当に難しいのは実際アルツハイマー病の人が社会から落伍していくのはいったいなんだという問題です。あるいは，ピック病の人がだんだんと社会から脱落していくのは，あれは何なんだと……。それは失語があるから落伍するのかというとそういうもんじゃない。記憶障害が基本にあって落伍するのか，これも単純にはそうはいえないと思います。

たとえば臨床例としてさっき健忘が話題になりましたが，健忘の中で本当にピュアな純粋健忘症候群といわれるタイプの健忘症というのは結構あるわけです。この場合は前向きの健忘が強い，あるいは過去にさかのぼってさっき述べました逆向性健忘が強い。記憶に関してはすごく能力が落ちてるわけだけども，たとえばこういう人が Wechsler Adult Intelligence Scale（WAIS）のような知能検査をやると，指数が110出たりするわけです。場合によっては指数が120を越える人だってある。僕らが経験した例でも，知能指数が110から116とかいう人がいるんです。そうすると話が非常に難しくなる。

記憶と知能

山鳥 「知能障害はないけれども健忘が強い」という問題が出てくる。それでこの場合の知能がまた操作的な定義なんです。要するにこのテストを使ってそのテストから落ちるのを知能障害だと定義してるわけですから，ここでもまったく操作的な定義を使えば，逆に健忘があっても知能が落ちたとはいえないということです。つまり，記憶障害が痴呆のベースだとはいえない点があるわけです。ただそれは常識には反する。

常識的にはやっぱりわれわれが実際考えて，「おれはヤバイな」というふうに思うのは物覚えが悪くなってくるから「おれはヤバイな」と自分で思うわけだし，密かに「あいつ，ちょっとこの頃……」っていうのも

(笑)，やっぱり記憶をメジャーにして考えているわけで，今私が言った記憶が悪くても知能がノーマルでありうるというのは，操作的にはそうですが，本当はどうかというとこれはこれですごく難しい問題を含んでいて簡単に答えは出ない。

健忘は痴呆の原因か

山鳥 私の考えでは記憶と知能というのは明らかに関係があるとは思っています。すべての認知のベースが記憶だと言いましたが，そういう考えからするとすべて認知のベースにある記憶という働きが悪くなれば，結局それを土台に成り立っている認知活動に障害がくるのは当然ですから，これはある意味で痴呆のベースである可能性はあると思う。

でもそれはあくまで可能性であって，アルツハイマー病なんかでも実際には健忘があるわけですが，健忘が本当に痴呆の原因かどうかというと，アルツハイマー病の人を診ているとちょっとよく分からなくなるところがある。

痴呆のいちばんの基本，社会から落伍していく時のいちばんの基本というのは，やっぱり社会的な意味が取れなくなってくることだと思います。要するに人間は社会的生物ですから，社会の中で行動する時にいろんな手がかりを使って，いろんな情報を使って，その時々で判断しているわけです。社会の構造の中から意味を取り出して，その意味を使って行動を決める。ここではこういうことをやる，ここではやるべきではないと。

それが悪くなるというのが基本ですから，痴呆の人が社会から脱落していく時の基本障害はやはり意味を処理する能力，社会的な状況の中で自分の行動を判断する能力，そういうものが落ちてくるのがいちばんポイントだと思います。

孤立進行性の認知障害

河村 痴呆と記憶障害というのは，もちろん関連はあるけれどもイコールではない。別の機能障害として考えたほうが，いろいろな事態を解釈する

時にもいいだろうということだと思います。

　最近の日本の神経心理学会，失語症学会，それから神経学会だとか，われわれの関連する学会に出ていますと，非常に目につく演題の一群があります。

　それは孤立性の認知障害つまり primary（slowly）progressive aphasia だとか，primary progressive apraxia とか，最近では視覚性の進行性認知障害を posterior cortical atrophy と呼んだりします。そういう特殊な病態が知られてきたわけですけれど，ああいうものは痴呆とは考えられないのですか。緩徐進行性認知障害が起こって，たいがい孤立性の機能障害ですので，ある時点までは痴呆ではないかもしれませんが，将来痴呆になってしまうことが多いわけですから。

山鳥　だから経過でいってるわけですが，ファイナルな状態としてはやはり汎化した形での知的障害がくるのが普通のパターンですから，痴呆疾患の初発症状という見方は可能だと思いますね。

河村　濱中先生は前に，「痴呆なき痴呆」という用語をお使いになりましたが，それはそういうところからきているということですか。

山鳥　そうですね。基本的な認識としては「痴呆なき痴呆」だと思いますね。

河村　愛媛大の田邉先生は，primary progressive amnesia という概念を提唱しています。つまり，記憶障害だけが緩徐進行性に進行し，痴呆はない。そういう症例の存在はさっき先生がおっしゃったような意味で非常に重要な点を示唆していると思います。

山鳥　そうですね。だからああいう例からいっても記憶障害が出てくれば必ず全部だめになるかというとそうじゃなくて，ある時間が経てばだめになることもありますが，初期からだめな場合は記憶だけじゃなくて，ほかにも全体的な認知障害が起こってるということだと思います。

記憶と知能　21

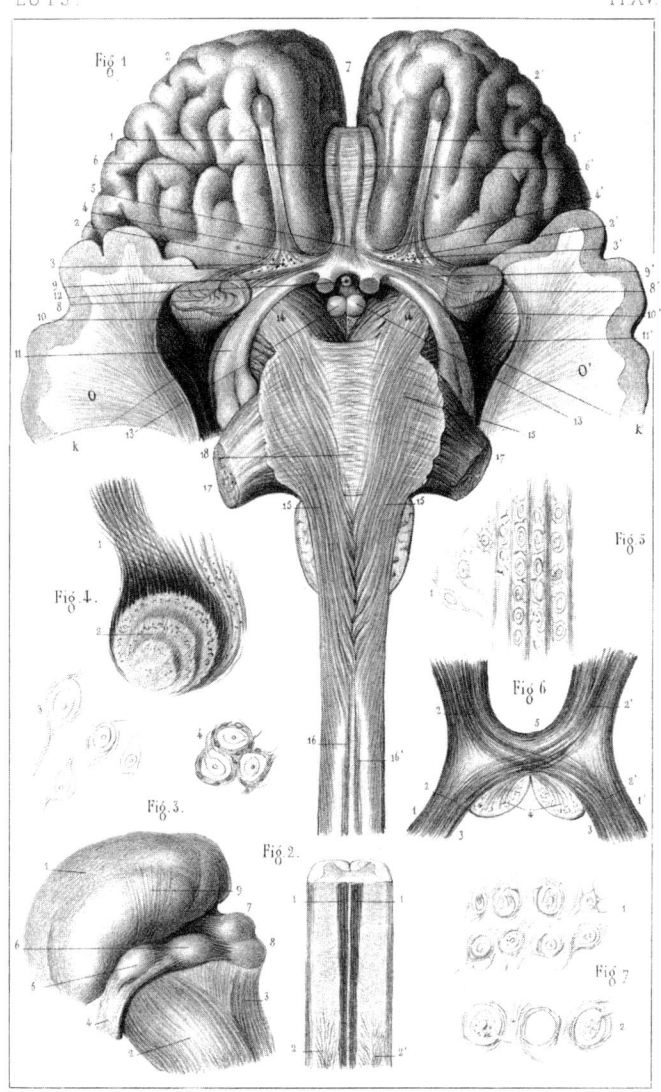

前頭葉底部から脊髄への連絡(Fig 1, 2)

前頭側頭型痴呆

河村 アルツハイマー型痴呆は，古くから知られていて研究もたくさんあるわけですが，最近ではもう一つのタイプを独立させている。SnowdenやNearyが言い出したことだと思いますが，前頭側頭型痴呆（frontotemporal dementia）がそれです。

　それは従来ピック病といわれていたものを含みます。前頭側頭型痴呆ではアルツハイマー病にみられるような記憶障害がありますが，失語，失行，失認を中心とした各種の認知障害とは別に性格変化，行動異常などの前頭葉症候がみられる。記憶内容の細分化とともに，知能の内容の分類ということが今なされつつあるのかなと思いますが，それについては。

山鳥 これは本当に難しいと思いますね。失語が要素的，言語障害が要素的といったら変だけど，認知過程の中で最小限，ある程度切り離せるようなものがあって，そういうものが複数壊れた時の痴呆と，そういうものが基本的には全部大丈夫なんだけど，うまくそれを使えないいわゆるdysexecutive syndromeという考え方ですね。

executive functionとその障害

山鳥 executive functionというのは実行機能というふうに実に安易な訳され方がされてますけど，僕はその訳にはちょっと反対なんです。実行機能というのなら，すべてのことは実行ですからね。そうではなくて，dysexecutiveというのは，たくさんの認知機能があるけれども，それらをうまく管理しきれないということです。エグゼクティブというのは日本語では管理職です。ディスエグゼクティブというのは，一つひとつの認知機能は落ちないんですけれども，それをうまく管理しきれない。そのために社会的にはだめになるという。これがもう一つのタイプとしてある。

前頭葉の管理機能

山鳥 こういう概念が出てきたのは比較的新しくて，1970年代から後だと思いますけど，イギリスの Alan Baddeley なんかが言い出したわけです。前頭葉というのは今までよく分からなかったわけですが，前頭葉の一つの機能として，そういう管理機能があるじゃないかと。管理機能が悪い場合は，個々のテストをやれば全部できるわけだけれども，社会的にはダメだということになるわけです。こういうタイプの痴呆というのは，今まで考えられている痴呆とはちょっとニュアンスが違うと思います。

あるいは，frontotemporal type の痴呆の場合で側頭葉にアトロフィの主座がある場合は，意味の障害が中心になり，semantic dementia と呼ばれることがある。前頭葉のほうにポイントがある場合は，たとえば dysexecutive syndrome というような格好をとる。痴呆でも損傷パターンによって少しずつ違うタイプの行動異常を起こす可能性はあると思います。

ただ，話が脱線しますけど，前頭側頭型痴呆というのは，あくまで臨床概念，症候学からきた概念で，病理学的には確立されているとはちょっと思えないですね。たとえば横浜市大の小坂先生は日本の神経病理学の第一人者ですが，前頭側頭型痴呆を認めていらっしゃらないみたいです。lobar atrophy が起こってこないような症例を見たことがないと。日本ではピック病と考える方が多いんじゃないでしょうか。

河村 症候や画像を基底にした疾患概念ということですね。

山鳥 病理的な診断ではないと思うほうがいいですね。

河村 記憶を司る脳の仕組には神経心理学上の基本的な問題が数多く含まれています。先生にはたくさんの記憶研究がありますし，それから私たちも多少は発表してますけれど，最近痴呆に関心が移行しつつあるので，お話をうかがいました。痴呆性疾患の患者さんは確実に増加しています。今のは大切なお話だと感じました。学会の演題が100あるとすると，今「記憶」に関するものが30題ぐらいありますね。

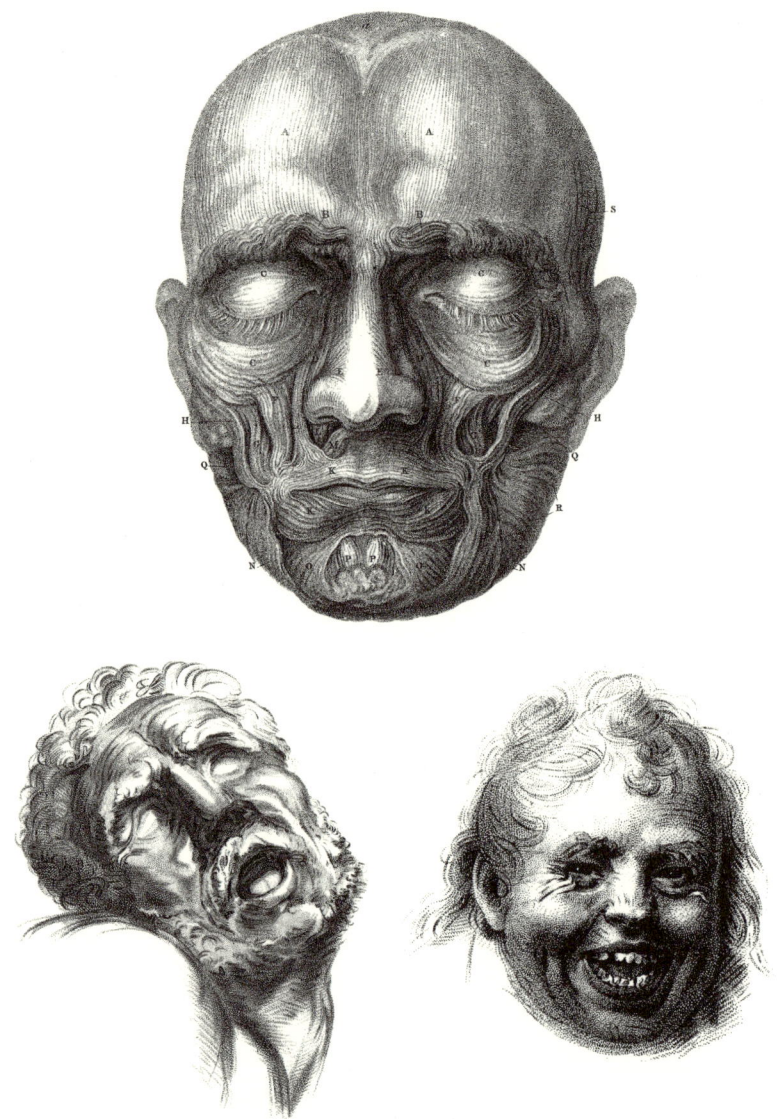

表情筋と喜怒哀楽を現す様々な顔の表情(Charles Bell "Essays of the anatomy of expression", 1806, London)

山鳥　ずいぶん増えましたね。昔に比べて。

感情の神経心理学

河村　今後，新しい研究領域として感情とか思考が注目され，神経心理学的研究の力点もそちらのほうに移っていくのではないかと私は思っています。先生は数年前に，『神経研究の進歩』で感情についての総説をお書きになりました。あの論文では情動ではなくて感情という言葉をお使いになりました。

それから最近，先生のお出しになった『ヒトはなぜことばを使えるか』（講談社現代新書）の中で「知」，「情」，「意」を変えて「情」，「知」，「意」という順番で心の機能を考えるというご意見を述べられています。この本の中でいちばん興味を持ったのはこの部分なのですけれど，これについて解説していただけますか。

感情は認知過程の土台

山鳥　感情の問題というのも，神経心理学がきちっと対処しないといけない問題なんですよね。普通，現在の神経心理学の領域では，どちらかというと認知心理学的な考え，揶揄する人は「箱物学」などといいますが，「箱」と「矢」で組み立てて考えてゆく，そういう考え方が強い。これはコネクショニスト的な考え方ですが，どうしてもそういうコネクショニスト的な考えで扱えるような言語や記憶とか，あるいは知覚情報処理だとかというもののほうに重点があるわけです。

本当はわれわれ臨床的な神経心理学者の立場としては，土台にある感情や情動というものにも目を向けないと，本当の意味での行動の仕組みは分かってこないのではないかと，前から考えているわけです。

その場合に情動といいますと，これは動物心理学になっちゃうわけです。情動の研究というのは Hess 以来非常にたくさんの仕事がある。でも

それらは猫の情動であり，サルの情動であるわけで，どうしても動物の話に短絡してしまうわけです。

私があえて情動と言わずに感情というのは，情動の中の動を抜き去った状態，そういう意味で感情と言っています。あたりまえのことですが（笑）。情動の動を抜き去った感情を論じたいと思うし，論じてきているんですね。少なくともその場合の感情というのは，私の頭の中では認知過程のいちばんの土台，われわれが物を認知する時の，最も基本的な主体的反応であるわけです。ですからこれは反応なんだけれども評価なんです。

評価と反応の未分化状態

山鳥 評価と反応というのは感情のレベルではイコールですから。それがどちらかというと情動の「動」のほうの問題として重点的に捉えられているわけです。自律神経の反応の異常だとか，あるいは本能的な行動の異常だとかとして捉えられているわけです。

本当は動も大事だけど，評価があって反応があるわけですから，評価のほうが大事だと思うんです。われわれの認知が今のように進化して，分化される前の段階，そんな段階を語れるわけはないのかもしれませんが，基本的にはそれが感情だと思うんです。

それはすごくうまいことを言っている人がいて，戸田正直という方が非常にユニークな感情論を展開しています。これも聞かされるとあたりまえなんですが，「感情というのは原始的な評価，原始的水準での評価のメカニズム」だと言うんです。

同じように，感情というのはまだ形をなしていない認知過程であるというのが私の原則的な感情の理解の仕方で，そういう方向からアプローチしているわけですね。

喜怒哀楽だとか，あるいはいろんな言い方をされて，われわれは感情を分類してますが，それは分類できる限りにおいての数であって，本当は分

類できない非常にたくさんの感情の動きがある。情報入力に対しての，われわれのその情報に対する価値判断が感情として現れるわけです。その感情が分化して，表象的な心理過程が発生してきたのだろうと私は思っています。感情こそが認知過程のいちばんの基本だということです。そこまで掘り下げて考えないと，本当の意味での人間行動というのは理解できないんじゃないかと思います。

「知情意」の成り立ち

河村 情動と感情の違いがよく分かりました。似たような言葉で時々混乱するので確認しておきたいのですが，感性とか，品性，情操などがありますけれども，それについてはいかがでしょう。

山鳥 感性というのはちょっと違うんですね。仙台の東北福祉大学に感性研究所というのがあります。私もそこの研究員になっているんですが，そこで感性という言葉を使っています。この研究会で河合隼雄先生がその感性という言葉をうまく定義していました。要するにこれは知性がくっついてるんです。感情と知性がくっついたものとして，感性というのを考えているわけですね。ですから，これはもっと水準が高い。文学的な表現を借りれば，これはもうちょっと上品な感情である……(笑)。感情の中のすごく特殊な部分じゃないでしょうか。

　感情というのは最も基本的な働きで，動物まで通底するある種の評価過程を表現している言葉ですが，感性というのは人でしか使えないような，人格も含めたようなもっとレベルの高い概念だと思います。

河村 先生の御本では，「情」,「知」,「意」の順番になっていましたが。

山鳥 私の言葉でいえば感情という，情報評価の基本的な土台みたいな，海みたいなものがあって，その上に知が成立する。私はこの場合，知というのをむしろ表象過程というぐらいの意味で使ってるんですがね。いろんな情報が大脳に入ってくる。たとえば木を見たら，それを木と認識する。

その場合，その木のイメージが，頭の中にある種の視覚表象として成立するわけです。木を触れば，その樹肌の触感がイメージとして触覚性の表象を作るわけです。そういう形を結ぶというか，心理的な水準で形を結ぶもの，それを表象と呼ぶわけですが，そういうものをベースに言葉を作ったり，あるいはそれを使って思考したりするわけです。そういうものをすべて含んで知の活動と考えています。普通にいう知とはだいぶ意味が違っています。ですから，形のない認知過程の上に形のある認知過程が形成されると，ある種進化的なレベルで考えているわけです。

感情はどこにあるか

河村 また脳部位の話に戻しますけれども，感情はやはり扁桃体と考えていいんでしょうか。

山鳥 いや，そこまでは収斂させられないのではないでしょうか。扁桃体がたとえば恐怖の感情と結んでいるとか，ある種の特定の感情と結んでいる可能性はあるわけです。ですから，評価過程に扁桃体が絡んでいることは，たぶん間違いないと思うんですが，評価過程に絡んでいるような神経構造が扁桃体だけかというと，それはちょっとないんだろうと思います。

たとえば，帯状回なんていうのも評価過程に絡んでいるわけですし，それからおそらく海馬だってある種の評価過程に絡んでいるからこそ記憶と結んでいるのだと思いますね。

生活の中のレルバントなものを，要するにわれわれと関係があるようなものを評価するからこそ，記憶に取り込めるということがあるとすれば，やっぱり動物の研究から蓄積されてきている辺縁系の機能というのは，全部ある意味で感情に関係していると思います。扁桃体は恐怖と関係してそうだ，というふうにある程度絞り込んだ理解が進んできているわけですが，いろんな感情はやっぱりいろんな部位を使って行われている可能性があると思いますね。

感情と記憶

河村 記憶というと，Papez の回路を思い浮かべますが，もともと「Papez の回路」は情動回路として提唱されました。「Yakovlev の回路」というのがあって，それはむしろ記憶回路として提唱されたのですが，逆に情動回路であるという人もいます。記憶と同様，感情には辺縁系全体が関係しているということですか。

山鳥 そうだと思いますね。

河村 記憶とは切っても切れない関係があるわけですね。

山鳥 感情と記憶というのは，それこそやっぱり切っても切れないと思いますね。前の記憶のテーマに戻ると，記憶というのは行動すべてを含み込んでる点があって，そこに記憶のすごく難しいところがあると思うんです。感情なんてものはまさに記憶だと思うんですよね。

　たとえば喜怒哀楽……愛悪，何だったっけ，七つあるんですよ，中国の『礼記』かなんかによると。以前一応覚えてたけど忘れてしまった（笑）。七つあるんですよ。七つでも足りないのでね，いくらでもあるわけだけど，それにしたってある程度数えられるぐらいの感情というのが，何かがあると出てくるわけでしょう。いつでも嫌な人を見たら嫌な感情が出てくる（笑）。これはまさに記憶なんですよね。「喜怒哀楽愛悪欲」ですね。これは『礼記』が七つに分けているんですけど。

remembered present と invention of memory

河村 認知機能が記憶と密接に関係している。それから行為にも記憶が関係している。これは手続き的な記憶と呼ばれていますが，これもよく理解できます。さらに思考・感情にも記憶が非常に密に関係している。つまり記憶は認知，思考，感情，行為，行動といったすべての高次機能に関連しているわけですか。

山鳥 そういうものが成立すること自体，記憶過程があるから成立するんだと思います。

　これはまた話がちょっと飛躍しますが，僕の好きな人に Edelman という生物学者がいます．免疫学者でノーベル賞を貰って神経研究に転向した人です．あまり学会では Edelman に会えないですが，この人は記憶というのは，神経系の構造そのものだという発想なんです．

　たとえば現在というのは remembered present だというような言い方をするわけです．"リメンバード・プレゼント"というタイトルで彼は本を一冊書いてますけれども，リメンバード・プレゼントは何かというと「今は過去で過去は今である」ということです．生命体の場合は今というのは，まさに過去が今に現れているということですよね．

　リメンバード・プレゼントというのは過去が思い出されている状態，それが今である．あるいは Israel Rosenfield という人が Edelman の仕事をわかりやすく解説した "Invention of Memory" という非常に面白い本を書いています．これはメモリーという概念をわれわれが操作的に発明してしまったと，記憶を発明しているから記憶というものが別の認知過程としてあるように思うけれども，記憶というのはまさにバイオロジーそのものだという考えですね，基本的には．そこまでいっちゃうと本当に記憶の話が難しくて，なかなか……．

河村 逆にいえば，これから研究する価値のある対象であるともいえると思います．

山鳥 やはり，ニューロサイエンスというか脳の科学というようなものが，本当に人間理解に踏み込もうとすれば，記憶を箱と矢の組み合わせではなくて，行動全体を包み込む現象の意味として，つかまえていく必要があるんじゃないですかね．

コネクショニストかディスコネクショニストか

河村 ところで，先生は Norman Geschwind 先生のお弟子さんとして有名ですし，Geschwind は何で有名かというと，コネクショニストとして有名ですよね。ディスコネクション・シンドロームというのを提唱したのは 1965 年でした。

　それ以来神経心理学の領域が発展してきたということができると思います。先ほどからうかがっているかぎりでは，どちらかというと先生はコネクショニストについては，反対の立場のような気がいたしますが(笑)。

山鳥 Geschwind 先生はコネクショニストでしようが，今いうコネクショニストというよりは，やっぱり behavioral neurologist だと思います。方法論的には一応コネクショニストなのでしょうけれど，やっぱり臨床家ですから。臨床家というのは，あくまでそこに出たものを解釈する立場ですから。最近いうコネクショニストというのは認知心理学の中のある一派。情報というのは必ず流れていて，その流れ方と，流れのどこが障害されているかを分析すれば，必ず理解できるという立場でしょう？

　臨床家の場合というのは，そこまで割り切ってすべてを流れとして考えているかというと，それはどうでしょう。彼の場合だったらブローカ野があるとか，ウェルニッケ野があるとかいうことを考えて，そことの関係という話をしますが，ウェルニッケ野の中がどうなっているかという時に，あまりコネクショニスト的な発想というのは……。

河村 確かにそうですね。してないですね。それで思い出したことがあります。Geschwind を支持する人たちは基本的には局在論者であって，全体論には批判的な人が多いと思うんです。Geschwind というのは，そういう意味では結局局在論なんでしょうか。先生の考え方では，今はどっちかというと全体論に近い気がします。

山鳥 そうですね。要するに臨床家の場合は症候論ですから，立場がそれ

ほど鮮明でない。コネクショニストの場合のように，そこまで突き詰めてきちっとこれはこう考えるべきだという理論があるかというとどうでしょうか。ただ彼が Liepmann や Dejerine のディスコネクションの考えというものを非常に高く評価して，それを復活させたということはあります。大きな流れの中で情報が右から左へ流れるとか，前から後ろへ流れるとかいうことは，これは間違いなくあると思うんです。そういうことと，たとえば言語を分解して，音声連鎖を聞いた場合，それが入力辞書へ行って，そこから意味へ行って，意味から出力辞書へ行って，そこからバッファーへ行って，とそういう考えと同じかどうか。彼はそんなふうには考えを展開しなかった。

河村 局地的に眺めるか，もう少し大局的に眺めるか。顕微鏡で見るか，電子顕微鏡で見るか，でだいぶ景色つまり理解できる内容が異なります。自分自身の視点をどこに設定するか，というお話とも受け取れました。

第2章
言葉を司る脳の仕組み

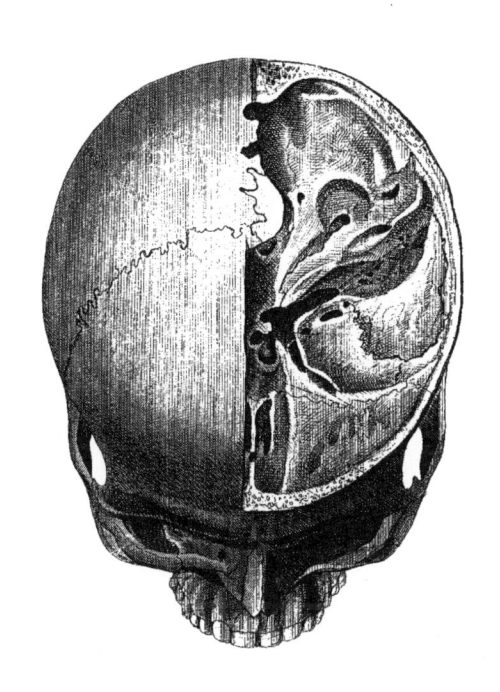

34　第2章　言葉を司る脳の仕組み

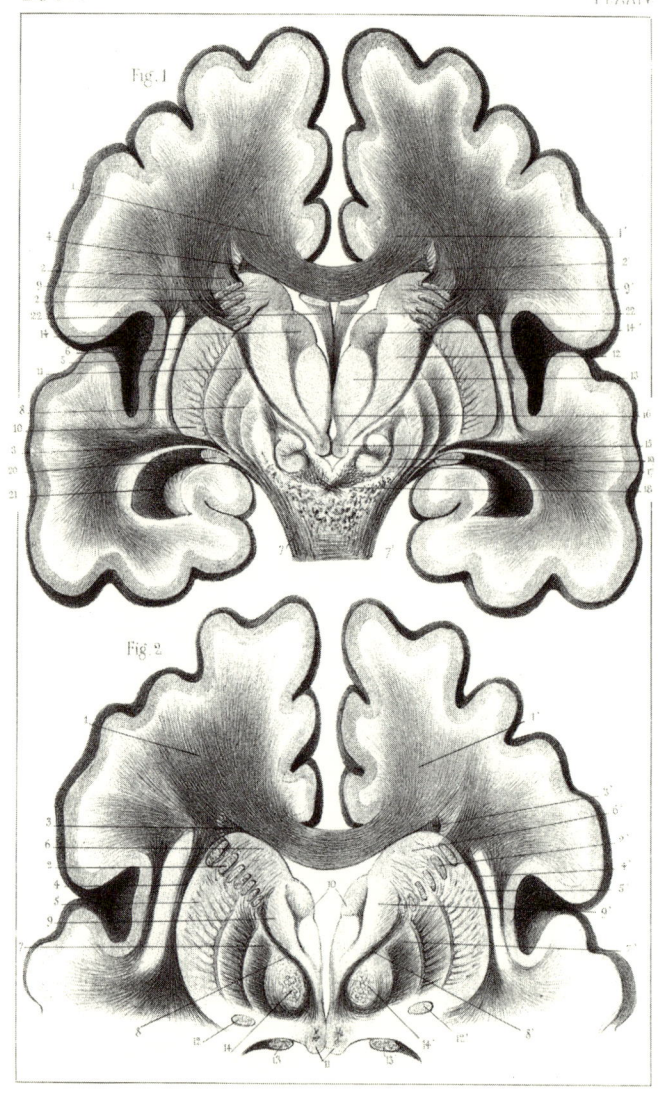

視床前部を通る冠状断像　左脳大脳半球は脳梁(Fig 1-1.1′, Fig 2-1.1′)で結ばれている。

言語半球の優位性

河村 言葉を司る脳の仕組みについてこれからうかがいたいと思います。神経心理学の中心問題の一つですが，lateralization，つまり大脳機能偏在（側性化）ということがあります。言語と行為は左脳に偏在していて，視空間性認知が右脳に優位であるという原則があります。山鳥先生も先の御著書の中で，機能が偏在する理由について先生独自の考察をなさっていらっしゃいますが，そのお考えを聞かせてください。

山鳥 これは大問題で，私の考えといっても単なる推論にしか過ぎないわけですが，どうして大脳半球は二つあって，どうしてそこで機能が分かれていったかというのは，本当に大きい問題ですよね。

大脳半球が二つあるのは，何も人間だけじゃなくてチンパンジーだってちゃんと二つ，それも大きい脳があるわけですから，言語があるために大脳半球が二つ必要などという話にはならない。ま，それはさておき，少なくとも人で，言語優位半球はどうして左へ片寄ってきているかということに関しては，いくつかの考えがあるわけです。

言語優位の遺伝理論

山鳥 一つの大きい考えは，本の中でも少し紹介いたしましたが，Marian Annet いう人の考えが割合にはっきりしていまして，遺伝が関係していると。言語半球が左へ片寄ってくるということに関しては明らかに遺伝因子が効いている。

これはあくまでも仮説ですが，その場合の遺伝因子というのは，左半球が言語を引き受けやすくなるように，左半球の言語領域が細胞を多く持つように発達させる因子です。つまりこの遺伝子があると左半球のほうが大きくなり，結果として言語を引き受けるようになる。それを彼女はライト・シフト・ファクター，右へ偏倚させる遺伝子というふうに呼んでいる

わけです。どうして右かというと，右利きの話から始めたから右手利きにさせるという意味で右なんですが，基本的には言語半球が左へシフトする因子と考えていただいていいと思うんです。

　この考えで面白いのは左へシフトする，つまり右半球へ言語をシフトさせる因子はないと考えることです。つまり，右因子しかない。右因子がある人は左半球の言語野が大きく発育しますから，言語機能が左にシフトしやすい。右因子がない場合はどうなるかというと，まったく等分に発達する。左半球も右半球も同じように発達する。そうすると言語機能がどちらへいくかというと，これはまったくランダムで左へいく場合もあれば右へいく場合もある。ごく単純な説なんですが，その遺伝理論でいくと結構うまく話は合うわけですね。

言語半球の側性化

山鳥　それはそれで面白いんですが，ではどうして左半球に言語が寄らなければいけないのか，どうして言語というのは片方へ寄らなければいけないのかというのは，これでは説明できないわけです。どうして片方へ寄らなければいけないのだろう。

　これはあくまで勝手な推論ですが，言語の基本的機能が運動，それも精緻な運動であることと関係していると思います。つまり系列がなければダメな運動なわけです。複数の音をつなげるわけですから，非常に複雑な系列の指令がいるわけですね。系列の指令を出すためには，簡単な系列なら左右どちらの半球が出してもいいんでしょうけれど，複雑な系列の指令となると，やっぱりどちらかの半球がそのプログラムを引き受けないことには，うまくいかないだろうと考えられます。

　現にたとえば脳梁が離断した患者さんの症例で，字を書いてもらうと，これは私の個人的な経験ですが，右手では正しく書けるけれども，左手は文字は書くけれど，系列がメチャメチャで，順序が狂っちゃうわけです。

これは脳梁離断の人の症例では昔から報告があるわけで，Bogenなんかの例でみても，右手では正しく書きますけれども，左手は文字は出ますが順序がメチャクチャ。やはり系列を支配するためには，一側の半球を使うしかないんじゃないかと思いますね。

　失行なんかでも，ある種系列を使いますから，こういう場合でもやっぱりどっちかの半球，左半球に片寄っている。で，運動系列を支配するためにはどちらかの半球がある程度支配権を握らなければならなかった。このことが言語半球が左へシフトしてきた一つの理由ではないかと思いますね。

　これを支えるデータというのはほかにもないわけではないんで，たとえばウェルニッケ失語のような場合，理解の場合です。言語理解の能力は半球差がやや弱くて，左半球が壊れても右半球が理解を引き受けて比較的うまく回復することがあるわけです。しかし，左の前頭葉損傷でブローカ失語が起こると，構音系列を右半球が引き受けて，見事に回復するということはほとんどないわけです。

　ですから運動系列，つまり発語の機能に関わる場合は半球差がよりはっきりしていて，理解のように入力処理の問題になると半球差がやや不鮮明になるという事実からみても，言語半球の側性化，左へ寄るということと，運動系列，複雑な運動系列を処理しないといけないということとの間には，たぶん因果関係があるんじゃないかと思います。

利き手と疾患

河村　先生のお考えはよくわかりました。ところで先生の先生であるNorman Geschwindも言語に関しては独自の意見をもっていたと思います。Geschwind先生もそういうことをおっしゃっていたのでしょうか。

山鳥　Geschwind先生は，あまりそういうところまで突っ込んだお話はなされていません。少くとも私は聞いたことがありません。むしろ彼は左

利きのほうに興味が移っていまして，どうして左利きが発生するのか，左利きというのはいったい何だということに集中しておられた。なぜ左半球に言語が振るかというよりは，なぜ左に振らない人が出るのかというほうに関心が深かったと思いますね。

　それで左利きの人の場合には免疫的な異常が多いという非常にユニークな発見をされたわけです。その後，それに対して賛否両論が出たのはご存じの通りですが，そういう普通考えられないような言語と一般的な疾患との間の関係ということに着目したというのはやっぱりすごい人ですね。

河村　今の点について先生のお考えは。Geschwindの左利きは病気になりやすいという説についてですが(笑)。

山鳥　私は疾患一般と左利きの関係というのに関しては正直なところほとんどデータを蓄積したことがないので，何ともいえないんですが，彼がそれに関して膨大な文献を読んで，膨大な事実を積み上げたということは，これは動かしがたい事実なんで，かなり信奉している人が多いですよね。完全に論破したという人もいますけどね。

側頭葉てんかん

河村　左利きの問題はGeschwindの業績の中で，わりに後期のものだと思います。それからやはり後期の仕事がもう一つあります。側頭葉てんかんの問題です。あれは本邦ではあまり有名にならなかった。

山鳥　そうですね。彼は最初ボストン大学にいて，私がアメリカへ行った頃にハーバード大学へ移ったんです。ハーバード大学のPeter Bent Brigam病院というところのニューロロジーで，主に仕事をされることになったんですが，てんかん患者が多かったんですよね。

　それまで脳卒中をメインに失語を見ていられたのが，今度はてんかん患者を中心に神経行動学的な症状を診るということに，当然関心が移っていったんです。てんかん患者，特に側頭葉に焦点を持ついわゆる複雑部分発

作とか，精神運動発作とかいわれているような側頭葉性のてんかんの患者さんの行動異常については，それまでほとんど誰も注目していなかったんですけれども，かなりいろいろ新しい事実を見つけられたのです。

ハイパーグラフィア

山鳥 で，その中には，たとえば hypergraphia（ハイパーグラフィア）というような症状というか行動があるんです。側頭葉性の複雑部分発作をもった人の中に，すごくたくさん記録を残す人がいるんですね。たとえば，日記を詳細につけるとか，あるいは何かエッセーみたいなものをべらぼうにたくさん書くとかですね。よく話を聞いて，家から記録を持ってきてもらうと膨大なメモを持ってくる人がいるんです。

本当に細かい字で実に子細なことまで全部メモして，おまけに大事なところはきっちり線を引いて記録しているとか，とにかくものを書く傾向というか，衝動というか，記録に残そうという衝動を持っている人が多いということに彼は気がついたわけです。それをハイパーグラフィアというふうに呼んだわけです。

ドストエフスキーと南方熊楠にも
山鳥 たとえば，ハイパーグラフィアの例にドストエフスキーもひょっとしたら入る可能性があるんですよね(笑)。彼は一気呵成にすごくたくさんのことを書けたそうです。そういうことを言うのは医者の悪い点で(笑)，文学的な天才を病気に結びつけるというのは医者の悪いところですが，ドストエフスキーの名作だってひょっとしたら，ハイパーグラフィアの傾向の結果，生まれ出たのかもしれない。

日本でこんなこと言うとご遺族に叱られるかもしれないけれど，南方熊楠は膨大なメモとか記録とか残してるわけです。この人もやっぱりてんかんがあったらしい。この方の脳は保存されていて，それをみると temporal lobe atrophy があったらしい。最近京都大学の精神科の先生が Neurology という雑誌に報告しています。これも話が脱線しますが、右の海馬に萎縮があったにもかかわらず、亡くなるまで記憶が衰えていなかったようです。側頭葉てんかんでは性格に特徴がみられることがある、ぐらいの観察で止まっていたのが、ハイパーグラフィアという括り方で一つの神経心理症状として把握したわけです。

ハイパーリリジャスティ

山鳥 あるいはほかの性格傾向として彼が引き出したことの一つは、宗教的な感情が普通の人より高いということですね。それを hyperreligiosity（ハイパーリリジャスティ）、あるいは信仰心の異常な高まりとか、いろんな表現を使っていますが、これはどういうことかというと、非常に些細なことに深い意味を見つける傾向があるわけです。

これも側頭葉のフォーカスを持った複雑部分発作の人に多い傾向です。些細なことをとにかく書き留めるという傾向と、些細なことに深い意味を見つける。それは宗教性ということになるわけですが、そういうのをまた別の特徴として取り出しているんですね。

ハイパーコネクション・シンドローム

山鳥 それを Bear という、僕らが一緒にレジデントをやってた頃まだ学生だった人が Geschwind 先生と一緒に面白いアイディアを出したわけです。hyperconnection syndrome というんです。今度の場合は Geschwind 先生が言ってたように、ある領域とある領域が切れたために、ディスコネクションのために症状が起こるんじゃなくて、むしろ発作による異常なニューロン活動のおかげで、ニューロナル・コネクションが強くなっていると考えるのです。

側頭葉を中心として辺縁系と、ほかの情報処理領域との間の神経情報の回路が非常に強くなって、いろんな対象や出来事に対して感情的な高まりが普通の人よりうんと高くなると。それから記憶もどちらかというとハイ

パーになってくるから，領域と領域の切断でなく，むしろ領域と領域が過剰に結ばれる。この状態をハイパーコネクション・シンドロームと呼んだ。非常に独特な考え方を提唱したわけですね。行動異常を神経心理学的立場から，感情とも結びつけて考えたということで，精神運動発作の行動研究の一つの時期を画した仕事だと思います。

右半球の言語機能

山鳥 右側の言語機能というのは私は前からずいぶん興味がありまして，ささやかなことですが，いくつか報告したりもしてもいます。右側の言語症状というのは慢性期よりは急性期に比較的観察しやすいということがあるんですね。私は脳卒中センターみたいなところに12年いましたけれども，そういうところで急性期の患者さんを診ていると，右半球損傷の人にはかなり特異な症状がみられます。

　その一つが，たとえばハイパーグラフィアです。このハイパーグラフィアは Geschwind 先生がおっしゃったハイパーグラフィアとはやや意味が違っているんですが，私があえて同じ言葉を使ったんで少し混乱しています。

　私の記載した右半球性のハイパーグラフィアというのは普通右半球，特に中大脳動脈梗塞の急性期に，1週間目ぐらいから2，3週目頃にみられます。ベッドサイドに紙と鉛筆を用意しておくと，結構いろんなことをメモして残す傾向がみられるのです。まとまったことを書くというんじゃないんですが，普通そういうことはほかの患者では決して起こらないんです。

　あるいは立体図形をコピーしてもらう。たとえば野球帽をコピーするとしますと，その横になにか説明を付けるんです。大抵の患者さんはそういうことはやらないんですが，ハイパーグラフィアの時期にある人というのは，ここへちょっと説明を，キャプションをつけたりするんですね。花の

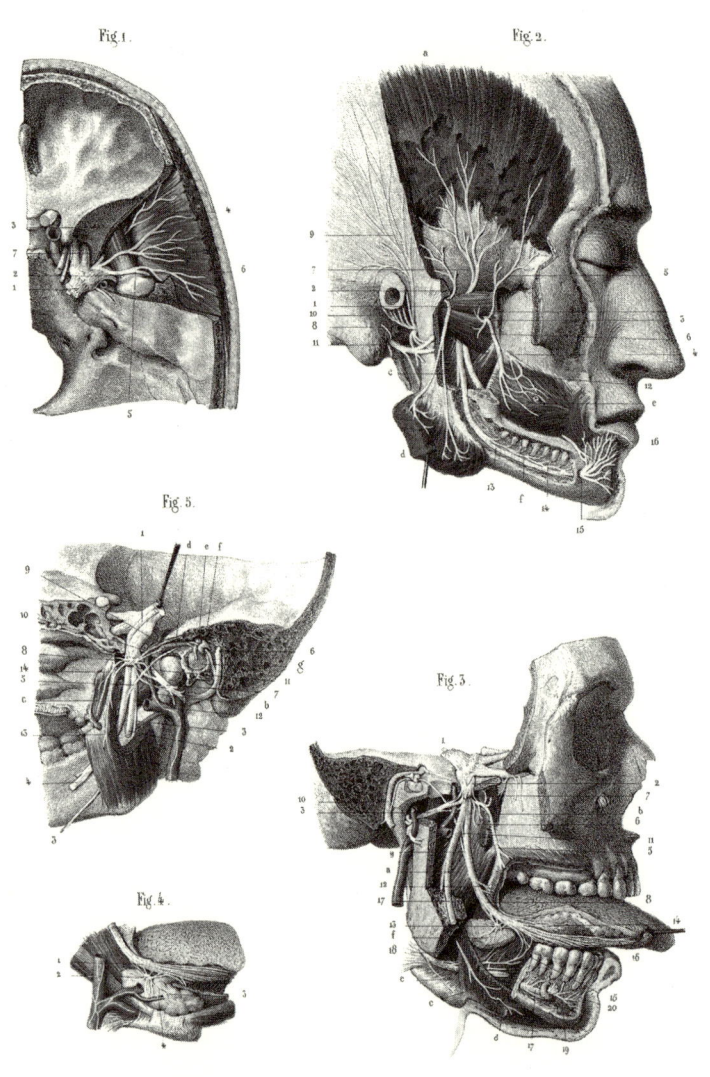

42　第2章　言葉を司る脳の仕組み

舌の感覚神経支配(Fig 3-9，Fig 4-1)

絵なんかをコピーしてもらうと，花の横にちゃんとキャプションがつく。

そういう何でもないときに，パパパッと字を書いちゃうというような傾向が右半球の急性期にはありまして，その後消えるんです。消えるところからみて病的現象だろうと思うんですが，こういうハイパーグラフィア現象というのがあります。

ハイパーラリア

山鳥 それから，もう一つ，右半球損傷の方は結構多弁になることがありますね。これは以前浜松医療センターの金子先生がアンケート調査として報告されていることですが，右半球の出血を手術した人には，その後おしゃべりになったというアンケートの返事が多かったんだそうです。

私もずっと右半球急性期の人を診ていたのでそのことを調べてみたんです。最初看護記録を見たんですけれど，看護婦の専門用語として，そういう言葉があるわけじゃないんですが，多弁というのが看護記録によく残ってるんです。多弁と書いてある患者が結構いて，そういうのをピックアップすると大抵右半球損傷の急性期なんです。

夜中に独語が多いとか，必要もないのにすぐ看護婦さんをベルを押して呼ぶ。行くとおしゃべりです。おしゃべりの内容はたわいもなくて，どっちかというとコンフュージョン（意識不鮮明）に近いような，そんなにまとまった訴えがあるわけじゃなくて，単なるおしゃべり。そういう人をわれわれが回診して話しかけますと，うまく相づちを打っていればもう止まらない。

向こうから積極的に話しかけてくるのとはちょっと違うんですが，相づちをうまく打っていると，いつまでもしゃべっている。モノトーンなんですね。右半球損傷ですからプロソディが悪い。割合に単調なしゃべり方で，しかも声も低くてボソボソボソボソしゃべっているんですが止まらない。内容はたいしたことはない。

これを私は多弁症，それを英語で発表するときに英語の名前が要りますから少し考えました。失語症の文献にはエコラリア（echolalia）とか，パリラリア（palilalia）とか，ラリアという言葉がわりと使われています。そのlaliaを借用してハイパーラリア（hyperlalia）という名前をつけたんです。

自走する言語

山鳥 右半球急性期にはそういうふうに明らかにおしゃべりになる人がいる。あるいは右半球急性期にはハイパーグラフィアになる。これは一体何を示しているかというと，おそらく右半球に急性の障害が生じた場合，言語機能がどちらかというと活動過剰になるということだと思うんです。

逆にいうと，左半球の言語機能がきっちり機能していることの現れだと思うんです。左半球の言語機能が，右半球が壊れたときにバランスを失って，左半球だと言語機能が壊れるわけですから失語症になるわけですけれども，右半球の場合はバランスを失ってかえって言語機能が活動過剰になる。いわば勝手に働く。私の言葉でいうと自走する。そういう状態がハイパーラリアとか，ハイパーグラフィアとして現れるんじゃないかというのが私の考えです。

河村 ハイパーグラフィアの人は，ハイパーラリアを合併するのですか？

山鳥 合併する場合もしない場合もありますね。

河村 なぜしゃべらないで，書くんでしょうか。

山鳥 いや，それはちょっとそこまでははっきりしたことはいえないんですが，やっぱり何か最初に私が言ったように，ある種いろんなことに普通の人よりもずっと，感情的なラベルを貼りつけやすいんじゃないですかね。ですから，全部のことを重要なことと評価しますから，どうしても記憶に残しておかないといけないということになる。これは記録しとかないと捨てるわけにいかない，ということもあるんじゃないですかね。

河村 話すだけではなくて，書くことも読むこともすべて言語機能で，言語というのは非常に広い機能ですね。言語，特に発話面については左脳優位に機能が存する，右利きの人でという前提ですけれど，ということをうかがいましたが。逆に右脳には言語機能がまったくないわけではないですよね。

左右大脳半球の関係

山鳥 ですから右半球はある種，左半球に対して制御的な働きを持っている可能性があると思うんです。これは一つの右半球の言語的な働きだと思いますね。

　それからもう一つ重要な事実が観察されています。これはボストンの Howard Gardner という人なんですけれども，その人たちのグループが最初に気がついた異常で，その後いろんな人の研究が集積されてきていますが，右半球損傷の人の言語機能というのは決して正常とはいえないんですね。

　どういう異常かというと，たとえばユーモアを解さなくなったとか，ある程度長いまとまった談話というのができなくなっているとか，です。話が脱線しやすい，主題を離れた話にすぐになりやすいといわれています。

　それから諺みたいなものでも，解釈がちょっとまずいとかですね。言語のセンテンスレベルまでの処理の障害を失語症の特徴だとすれば，そこまでは問題ないんだけれど，もう少し上のパラグラフのレベルの処理がまずいということですね。

言語の運用に障害がある

山鳥 文字通りの意味じゃなくて，その上の意味が処理できなくなる。形式的な意味だけ分かっても，ユーモアに絶対ならないわけです。形式的な意味を1回ひっくり返して，何かもっとほかのものと結びつけて解釈しないと笑いというのは出ない。諺みたいなものも，同じことをやらないとある種の教訓的な意味というのは出ないです。そういうことに関して，どう

も右半球損傷の人っていうのは障害を生じることが多いということが言われているわけです。

　ですからこれは言語の構造的なものが障害されたというんではなくて，言語機能は保たれているんですが，その言語機能を社会という現場に応用する段階でうまくいかない。言語論の用語を使えばプラグマティクス，言語運用の段階に問題があるという言い方もできるかもしれません。

　言語運用論というと言語論の言葉ですから，あんまりうまくないんですが，言語を現場で使うときのある種の能力異常。そういうふうにみてくるとやっぱり，右半球というのは言語機能をある意味で制御している。そういう働きを持っている可能性が十分あるわけです。

河村　これは，Gardner という人の考えですか。
山鳥　Howard Gardner という人です。
河村　"The Shattered Mind" という本を書いた人ですね。
山鳥　著作の多い人ですね。

アプロソディア

河村　ハイパーグラフィアやハイパーラリアと並んで，わりに有名で興味深いのがアプロソディア（aprosodia）という症候です。それについてはいかがでしょう。

情動表現としてのプロソディ

山鳥　アプロソディアは先生のご指摘のように非常に面白い症状です。これはボストンの Ross という人が最初に報告したわけですけれども，右半球損傷の人というのは感情的なモジュレーションというのかな，感情の調整能力が少し弱くなるんじゃないかということが言われています。その一つの現れなんです。

　言語というのは記号の連結だと思っていますけれど，それだけなら死ん

だ言語であって，別に昔使っていて死に絶えた言語であっても，記号の連結としてなら今でも記録に残っている，ということはあるわけです。

　生きた言語というのは記号の連結に生物学的な意味をいっぱいはめ込めている。そのいちばん大きいのが情動表現で，感情的な評価を言語に加えて，情動として表現している部分があるわけです。それがプロソディですね。同じようにしゃべってても，嬉しくしゃべっているのか，悲しくしゃべっているのかというのは，記号を見てても分からないわけですが，実際に聞いている言葉ならそれがあるわけです。

感情表出の減退

山鳥　そのプロソディ表現が右半球損傷の人は明らかに悪くなるという非常に面白いことをRossが観察したんです。このプロソディには，彼によると理解の側のプロソディ，つまり相手が言葉に込めている感情が読み取れない，記号は読み取れるというタイプと，アウトプットのほうのプロソディ，つまり自分が感情を乗せることができないというタイプの二つあるというのが彼の説です。

　右半球の，ちょうどウェルニッケ野に対応する場所が壊れた場合には，相手のプロソディが読み取れない。それから，前方言語領域に対応する部位がやられた場合には，今度は自分のプロソディが乗せられない。ですから左半球の言語領域の表出領域と理解領域とに対応した格好で，右半球でもやっぱり言語の情動に関する情報の処理領域が存在するということを言っているわけです。それも右半球の言語機能としては非常に面白い働きの一つですね。

日本人のプロソディ

河村　Rossはもちろん英語を話す人ですが，英語表現では非常にプロソディが豊かだし，受容する場合にもプロソディが重要ですけれど，一方，日本語ではプロソディが少ないのではないでしょうか。

山鳥　そうなんですよ。だからわれわれも，結構プロソディは気にしてみ

てるんですが，そんな絵に描いたようなきれいなディスプロソディ，アプロソディアというのはほとんど観察できない。

　それは先生がおっしゃるように，もともと日本語というのは単語の段階ではアクセントが効いてますけれども，文全体としてはモノトーンな言語です。ですから英語でしゃべっているのを見ていると，オーバーになるとまるで運動してるような感じです。テレビ放送なんかでニュース見てたって，もう全身使ってしゃべってますね。

　そういう意味でのプロソディというのは日本語にはありませんから，観察しにくいということはあるんじゃないでしょうか。

河村　それが，アプロソディア症例の報告が，日本ではあまりない理由かもしれませんね。

山鳥　そうですね。でも，私が先ほど言いましたが，ハイパーラリアなんていう場合でも，基本的にはモノトーンなんです。

ウェルニッケ野はどこ

河村　それは大事な点ですね。言語野の話題が出たのでそれについてうかがいたいと思います。先生の御講演を最初に聞かせていただいたのはおよそ15年ほど前でした。失語症についてのお話だったのですけれども，その時にブローカ野，ウェルニッケ野のお話をうかがいました。講演の最初に先生がボストンに留学なさった時のお話がありました。

　ちょうど留学なさっている時に，たぶん Bogen の論文だったと思うのですが，「ウェルニッケ野はどこなのか」という論文が発表された。そして，まだこんなことも分かっていないのかと感じた，というお話をうかがいました。

　私はその頃，神経心理学についての勉強を始めたばかりだったので，ウェルニッケ野がどこなのかということすら分かっていなかったということに対して，非常に驚きました。今ではウェルニッケ野は本当はどこなのか

とか，ブローカ野はどこにあるのかということが，正確に分かったんでしょうか。

難しいウェルニッケ野の同定
山鳥 それは，ある意味で神経心理学という学問の方法論に関する本質的な問いだといえますね。要するに「ある場所」というのがあるのかどうか，「ブローカ野というある場所があるのか」，「ウェルニッケ野というある場所があるのかないのか」という問いだと思うんですが，これは答えが難しいですね。

具体的な例からいうと，先生がおっしゃったようにウェルニッケ野はどこかと，Bogen がそういう論文を書いているわけです。ウェルニッケ野というのは本当は分からないんです。たとえば昔私がウェルニッケ失語症例を集めて，7例か8例かたいした数じゃありませんが，重ね書きした時は，非常にきれいに，いわゆる左の上側頭回の後方に共通病巣が出ました。あの辺りに問題があることは間違いないです。

それで，Wernicke の 1874 年の論文の症例2の剖検例でも，非常にきれいに上側頭回病巣があった。前方も結構ひどいですけれど，後方はだいたい今でいうウェルニッケ野に入っている。ですから側頭葉の上側頭回の後ろのほうであることは間違いないですけれども，上側頭回後方というのはいったいどこからどこまでをいうのか，シルヴィウス裂の底面でヘシュル回の後方の側頭平面は全部入るのか，それから中側頭回は入らないのか，あるいは縁上回はどうか，角回はどうか，というようなことになるとよく分からない。

ペンフィールドの脳地図と言語の機能局在
山鳥 いちばんマッピングとして信頼を置けるのは，たぶん，Penfield らの皮質の直接刺激のデータだと思いますが，Penfield の皮質刺激のデータの最初の本というのは，あんまりはっきり覚えてませんけれど，1968 年かな，The Cerebral Cortex of Man のマップでは縁上回に領域が一つあ

るんです。

　それから，それと分離した格好で側頭葉に領域が一つ書いてあるわけですが，それは上側頭回のヘシュル回と隣接したところではなくて，中側頭回から上側頭回をまたいだ格好で，少し離れたところにある。その二つを別の領域として彼はディスカッションしてるわけです。

　そのあとの本では，Penfield は後方領域を全部一つにまとめ，縁上回から，角回も少し入れて，大きい領域を後方言語領域としたわけですけれども，あれは最初の正確なマッピングをひとまとめにまとめちゃったわけで，本当にそれ全部がウェルニッケ野かどうかちょっとよく分からない。

　それから，その後の刺激データだと，Ojeman のデータがいちばん数としては多いんですが，Ojeman は非常に重要な指摘をしていまして，刺激部位が 5 ミリ違ったらもう aphasic arrest は出ないと言ってます。

解剖領域と機能領域にずれ

山鳥　ですから同じような場所でやってもちょっと違えばアフェイジック・アレストが出たり出なかったりする。さらにウェルニッケ野からかなり離れたところで同じような反応が起こって，しかもウェルニッケ野を刺激しても，何も起こらないというような症例も報告しているわけです。

　ですからそういう意味ではウェルニッケ野というある種機能的な領域はありますが，ウェルニッケ野という解剖的な領域があるかというと，これは難しい問題で，たぶんウェルニッケ野という解剖的な領域はなくて，ウェルニッケ野という機能領域があるんだろうと思いますね。

　それはおそらく，上側頭回の後方を中心にしてマッピングされる領域なんだと思います。Dejerine のマップに出てくるような感じに，あそこだけが単一の絶対的なエリアとしてあるのかどうかはそれはちょっと分からないですね。

ブローカ野の機能

河村 ブローカ野,ウェルニッケ野以外に言語領域として注目すべき場所がいくつかあると思いますけれど。

山鳥 ブローカ野の話からしないとうまくいかないと思いますが,ブローカ野がまた問題なんですね。ウェルニッケ野のほうは少なくとも,ある程度皆認めている。機能的領域として認めている。ところがブローカ野になると解剖的な領域として認めない人があるだけじゃなくて,機能的な領域としてもブローカ野を認めない人もいるわけですよね。これはもうBrocaがその例を発表した時点から,すでに疑問があったという,あれはいわく因縁つきの領域ですよね。

最初にBrocaが発表したときの有名な通称タンの症例(本当の名はLeborgne)は,別にあそこに病巣があったわけではなくて,もっと広い病巣があったわけですよ。ですから,あれはある種の抽象概念なんですよ。何例かを集めたら,たぶんこのブローカ野のところにくるだろう。そういう意味でウェルニッケ野よりは,ブローカ野のほうが最初に提案された当初から反対がある領域なんです。

しかし,Penfieldのマッピングでいくと,あそこはバッチリ入っているわけ。むしろウェルニッケ野よりはブローカ野のほうがバッチリ入っている。下前頭回の後方で三角部と弁蓋部,これはきれいにアフェイジック・アレストを起こす領域として示されているわけです。ところが問題は失語症でブローカ野がやられても,いわゆるブローカ失語は出ないという厄介な問題があるわけなんです(笑)。

河村 最近の定説ですね,それは(笑)。

ブローカ野と失語

山鳥 これが非常に厄介な問題なんですが，これも Penfield のデータでは非常にきれいにブローカ野がピックアップされている。それから PET のデータが今猛然と蓄積されていますが，全部ブローカ野がマップされてますね。われわれもごく単純な PET のデータしか持ってませんが，PET を使って言語の短期記憶課題なんかをやってみると，タスクによってはブローカ野がきれいにアクティベイトされてくるわけです。

　ブローカ野が機能的な意味での言語野であることは間違いないと思うんですね。解剖的な場所としてもたぶん間違いないんじゃないかと思うんですが，ただし病巣がそこにあっても失語症は出ない可能性がある。ですからこれはこれで厄介な問題を含んでるわけですよ。失語も出さない領域が言語野として大事かというと，それは臨床家からするとクウェスチョンマークがつくわけです。ですけれど刺激データとか PET データとかを合わせて考えて，しかもブローカの領域を含んだ病巣を持つ人の症状を考えると，やっぱり言語野でないとはいえない。しゃべる能力はちゃんとあるけれども，言語がノーマルとはどうしてもいえないことが多いわけですから，前方言語野というのも大事だと私は思っています。

大切な縁上回の役割

山鳥 ブローカ野があってウェルニッケ野がある。加えて縁上回が非常に大事だというのが僕の個人的な意見です。この場合もはっきりした剖検例を持っているわけではありませんから，そんなに強いことはいえませんが，臨床的な経験だけの話ですけれど，縁上回が壊れたら音韻性錯語が出やすくなる。で，伝導失語が起こる。

　伝導失語に関してはファイバーだという説があります。縁上回ではない。ファイバーだと。ファイバー説が強いわけです。Geschwind 先生も

そういう考えでしたが，僕はそうじゃなくて縁上回のほうが大事だと思っています。

　これは臨床的な経験がそうですし，先ほども言ったPenfieldの刺激データでは縁上回がきっちりマークされているわけです。アフェイジック・アレストを起こす領域として。それからPETでも40野というのは必ず出てくるんですよ。特に言語性ワーキング・メモリーなんかのタスクでは必ずあそこは賦活されてきます。また，言語性短期記憶の悪い人は大抵あそこがいけない。これらを合わせるとおそらくファイバーじゃなくて，縁上回自身が音韻の系列処理にはすごく大事な役割を果たしていると思いますね。

中心前回と中心後回

山鳥　それから中心前回。中心前回病巣でpure anarthria（純粋失構音）が生じる。これはまず間違いない。非常にたくさんデータが集まってますね。ただ，純粋失構音が起こる場合に，それは完全に構音だけの問題で，失語ではないのではないか，という問題があります。その問題はさておいて，言語のアウトプットに関する障害があそこで起こるのは間違いない。

　それで中心後回が残るわけです。残るというと変ですが，私の考えではシルヴィウス裂の上縁では，縁上回それから中心前回，ブローカ野とつながってますから，中心後回が残るわけです。中心後回の選択的な損傷では，たとえばLuriaがafferent motor aphasia（求心性運動失語）が起こると言ってます。運動覚性の入力が障害されるために，構音の障害が起こると言っているわけですよね。それから，数は少ないけれども，中心後回の下方の病巣では伝導失語のような症状の報告がある。

音韻性言語領域（環シルヴィウス裂領域）
山鳥　さらに中心前回と中心後回の両方を含んだ病巣ではブローカ失語が

報告されている。われわれも1例経験していますが、これは交差性の場合ですけれども、中心前回と中心後回の限局病巣でブローカ野まで延びないところで、ブローカ失語が起こることがあるんです。

そうしますと、多分これは僕だけの独断的な考えですが、内言語がどうとかいう難しい問題はさておいて、現象的にスピーチアウトプットの障害が起こる場所として、ウェルニッケ野、縁上回、中心回、ブローカ野という、一つの連続した領域が存在すると思うんです。

私はこれを音韻性言語領域、あるいは環シルヴィウス裂言語領域というふうに呼んでいます。これだけの領域が言語の音韻処理にすごく重要な領域じゃないかと考えて、連続した領域としてまとめて考えてるんですけれど。どこまで本当かどうか分かりませんがね。

補足運動野と視床

河村 補足運動野はどうでしょうか。
山鳥 次の問題として、これに視床と補足運動野が入ってくるわけです。補足運動野でも言語の異常が起こります。Penfieldの刺激実験でも、あそこはスピーチアレストを起こす場所です。Penfieldで面白いのはここの表側ですね。つまり一番上の前頭葉の上前頭回の後方の辺りでも、結構スピーチ・アレスト、アフェイジック・アレストを起こすみたいです。補足運動野からあの辺りにかけてというのは、やっぱり言語に関係した領域なんでしょうね。

本質的な音韻処理に関わっているのかどうかはちょっと分かりませんが、発語開始の指令を出すとか、あるいは言語的な活動を一定時間維持するとか、自発的に語彙を呼び出すとか、しゃべるとかいうことに関しては補足運動野は非常に大事な場所だと思います。

もう一つ視床の問題があります。視床の損傷の場合の失語症というのは、データが揺れていまして、症状がコンスタントに出るとはいえないと

思います。左の視床でどの程度コンスタントに言語障害が起こるのか僕自身はっきりしたことを言う自信はありません。でもおそらく視床は非常に重要な場所です。

これは Ojemann の説ですが，言語に特異的なある種の arousal（覚醒）といいますか，あるいは attention（注意）といいますか，言語的な活動を維持するための，言語活動に特異的な注意機能を担っていると考えられています。

補足運動野というのは，音韻性言語領域に対して，ある種の調整的な働きをしています。言語の開始だとか，活動の維持だとか，あるいは内発的な呼び出しだとか。一方，視床のほうは，おそらく言語活動のアクティビティを一定の水準に維持するための言語特異的な注意を供給している可能性がある。もう一つの視床の働きとして意味記憶から必要な語彙を呼び出す，つまり語彙の回収に関係しているのじゃないかという考えもあります。

そこで，私の考える言語機能の絵というのは，シルヴィウス裂を取り巻くいわゆる環シルヴィウス裂領域が音韻的な機能を担っていて，補足運動野と視床がそれをサポートしている。そういう絵を描いています。

河村 音韻性の言語領域は，環シルヴィウス裂言語領域とおっしゃいましたが，補足運動野と視床のほうは何か呼び名は。

山鳥 ……名前はないです(笑)。

河村 要するに，周辺，位置的にいえば環シルヴィウス裂領域のさらに周辺になりますね。

山鳥 そうですね。環シルヴィウス裂言語領域プラス，という言い方をしたと思いますが，言葉が長いんであまりよくないと思います。

河村 それに加えて先ほどお話があったように，右半球がこの二つの言語領域に影響を与えている。

山鳥 いやそれは，今言った領域はあくまで音韻的なアスペクトに極めて大事な働きをしていて，意味というのはたぶんその領域では担っていないと思うんです。意味は音韻性の言語領域を取り巻いた格好で構造化されて

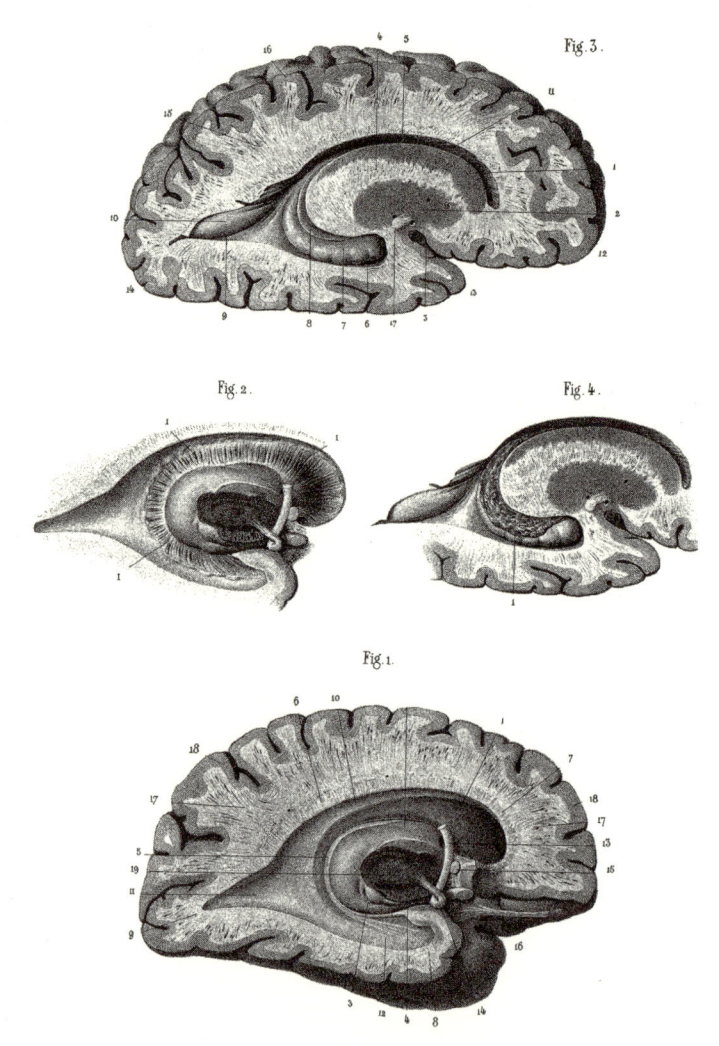

56　第2章　言葉を司る脳の仕組み

視床の脳室に面する部分(Fig-2)

いると考えています。

意味の脳内構造

カテゴリー・アフェイジア

河村　分かりました。それでは言語の意味機能の脳内部位についてはいかがでしょう。

山鳥　これはすごく難しくて，分からないところが多いんですが，いちばん手近な話からしますと，Hanna Damasio と Antonio Damasio が1996年頃でしたか，かなりの数の脳損傷の患者のデータと PET のデータの両方を合わせて，大変インパクトのある論文を Nature に発表しました。

　たとえば名前，人名を呼び出すときにアクティベイトされるのは側頭葉の前方領域であると，それから動物の名前を呼び出すところが，だいたい中側頭回の後方から後頭葉にかけての領域である。さらに道具などの名前を呼び出すときにアクティベイトされるのは，頭頂葉から中側頭回にかけての領域であるというふうに，物のカテゴリーによってアクティベイトされている領域が違うということを言ったわけです。これはその後の研究にかなりインパクトを与えています。病巣からくる症状のデータとそれから PET による正常者から得られたデータの両方が，重ね合わされているということで，相当説得力があると思うんですね。

　私もカテゴリー性ということには前から注目していまして，ずいぶん古いですけれど，1973年に，私と，私の先生だった Martin Albert とで，「カテゴリー・アフェイジア」という概念を提唱したことがあります。

　これはどういう症例かというと，家屋の構造物ですよね，天井だとか，床だとか，壁だとか，そういう家屋の構造物の名前と，それから身体の名前ですね，身体部位の名前の二つのカテゴリーに属する名前の理解が選択的に悪くなるという非常に変わった症例でした。

身体部位の脳内構造

山鳥 このカテゴリー・アフェイジアというのはその後意外に注目されて，カテゴリーの話がどんどん出てくるようになったわけです。いろんな人がカテゴリー特異的な呼称障害や理解障害の症例を発表するようになりました。

私個人としては，家屋や身体部位だけに限局した理解障害を示した例というのをその後2例ほど経験しました。で，2例ともペーパーにして発表しています。1例は私の教室の鈴木講師が最近 Neurocase に出しました。この例は身体部位の名前は理解できないけれど，ほかの名前は全部理解できるという不思議な例です。不思議としか言い様がないですが，そういう例が実際に存在するんですね。

しかもそれは病巣が頭頂葉なんですが，そうしますと頭頂葉病巣で昔から知られているのに，ゲルストマン症候群というのがあるんです。で，ゲルストマン症候群の一部は失語ではないかというのが私の考えです。

たとえば指の名前が出ないとか，右と左の区別がつかない，という場合，それだけが症状としてあるわけではなくて，それに加えほかの身体部位名の理解障害が結構くっついています。目はどこだとか，肩はどこだとかと尋ねると，やっぱりよく分からない場合がある。頭頂葉と身体部位に関する語彙の理解力との間には何らかの関係があります。

では頭頂葉というのは何をしているところかというと，ここは体性感覚の連合野です。体性感覚の連合野であるということは，身体部位とある種の関係があっても不思議はないわけです。身体構造を概念化して，それを言語化するには頭頂葉が重要な役割を果たしているのはよく理解できることです。さらに，身体構造の概念化には空間関係の能力も必要ですが，これも頭頂葉の機能です。身体部位名の基盤が頭頂葉にあってもあまり不思議はないですね。

一方，色ですね。色の名前については，これはかなり珍しいですが，color anomia（カラー・アノミア）というのがある。色名だけの失語と

いうやつですね。これは色は分かってるんだけれども，色に名前をつけるということがうまくいかない。ですから，これ失語なんです。カラー・アノミアというのをレビューしてみてみると，どうも後頭葉と側頭葉の境界領域の底面の辺りに責任病巣がある可能性がある。それで，これをPETのデータと突き合わせると，PETでもそういうカラーネームを扱う時にアクティベイトされるのは，V4の色に特異的な領域のやや前方になるようです。

そうすると色の処理は，視覚ですから後頭葉V4領域でされている。その視覚処理領域とは隣接しているけれども，視覚処理の場所そのものじゃない場所に，色の名前と結びついた領域がある。色の意味を言語と結びつけて構造化する領域が作り出されている。

大脳皮質の機能と言語

人名の記憶障害

山鳥　ところで固有名詞，つまり人の名前はもっと不思議なんで，Damasio夫妻が側頭葉の前方と関係すると言っていますが，われわれもそういう例を経験しています。左の側頭葉前方をてんかんの手術で切除した例で，固有名詞がすごく出にくくなった人を経験しております。

それからこれは大学院生の修士論文の仕事ですけれども，側頭葉前方部の左側や右側を切除した人で，手術前後の人名の覚えやすさを調べてみると，ほかの単語は全然変わらないんですが，人名の記憶能力だけが，左の側頭葉を切除した人では反対側を切除した人より落ちるんですね。

そうすると，これも何だか嘘みたいな話なんですが，Damasioの言っていることはたぶん正しくて，人名というのは，どうも側頭葉の前方と何らかの関係をもっていると考えざるを得ない。それで，どういうことになるかというと，身体部位みたいな体性感覚と密接な関係をもつものは，頭頂葉に構造化されている可能性がある。

機能と意味の相関

山鳥 それから家屋部位の名前も頭頂葉と結びつけられそうなんですが，これはまだちょっとよく分からないところもあります。空間的な関係が理解されないと，名前がつけられないようなものというのは，やはりこれは頭頂葉から後頭葉にかけての空間的な領域と結んだ格好で構造化される。

色の名前というふうな視覚属性が非常に強いものは，やはり後頭葉視覚領域と結んだ格好でその意味が構造化される。人名はその理由がうまく説明ができないですけれども，かなり特殊なものとして，色や，身体部位とは違う場所に構造化される。

これらの部位は全部，私が先ほど言いました音韻性の言語領域の外側にあるわけですよ。さらにいうと，前頭葉がたとえば動詞というものの処理に関係しているというデータもポツポツ出ているわけですね。動詞は運動と結んでいますから，それが前頭葉と関係しているとするデータはある程度理解できるわけです。

そうすると，すごく面白いことがみえてくる。大脳生理学が規定する大脳皮質の機能と言語の構造の間には，機能と意味というかなり次元の違う現象であるにもかかわらず，ある一定の関係が見出せる可能性が出てきているわけですね。言語活動というのは，抽象的な活動にみえますが，決して宙に浮いているのではなくて，やっぱり大脳という基盤の上に発生したものであることが，みえてきつつあるわけです。

帰納か演繹か

河村 これも学会ではうかがえないお話の一つだと思います。説得力があります(笑)。初めは音韻性の言語領域のお話，それから意味のお話があって，カテゴリーについてうかがいました。語義失語という失語型があります。語義失語では色カテゴリーの障害は比較的少ない。それから身体部位

障害も少ない。それらを私たちも自験例で経験しました。しかし，身体部位というのは眼とか鼻とか，非常に高頻度に使われている語が多くて，実はもともと障害されにくいカテゴリーであるともいえると思います。ですから，身体部位というカテゴリーにスペシィフィクな障害例は非常に貴重です。先生は1973年のカテゴリー・アフェイジアを発表した当初から今のお話のようなことを考えていらしたんですか。先生の検討例は確か左の角回病変だったと思いますが，その時にもう先ほどのお話のイメージは湧いていらっしゃったのですか。

山鳥 そうです。ずいぶん以前のことですが，言語学会で講演をさせていただいたことがあるんです，1985年頃。その頃にこういう意味の構造について話をしたことがあります。

河村 だんだんと，その証拠が固まってきたということですね。事実を突き止めていく手法にはいろいろあると思います。一つは帰納的方法です。神経心理学では症例を検討して基本的には帰納的に事実を明らかにする。そういう手法が基本だと思います。

しかし，今のお話は逆に演繹的だと思います。そういう直感みたいなものというのは，神経心理学のような学問領域ではやはり必要なんでしょうか。それから，20年前と今とでは学問的な背景がずいぶん違うわけですが，以前と今と同じことを考え続けていらしたというのは，それはどういうことなのでしょうか(笑)。

大脳生理学の重要性

山鳥 その辺はあまり変わっていませんね。要するに物事っていうのは，事実が分かってくるぶん，細分化されてくるわけですが，骨格的な考え方っていうのはそれほど変わらないですね。だんだん頭固くなりますから(笑)。変えようがなくて。僕のいちばんのバックグラウンドというのはやはり大脳生理学なんです。

大学卒業してインターンをして，その後最初に入ったのが神経生理学の教室で，須田勇先生に教えを受けました。ですから，やっぱり発想の原点

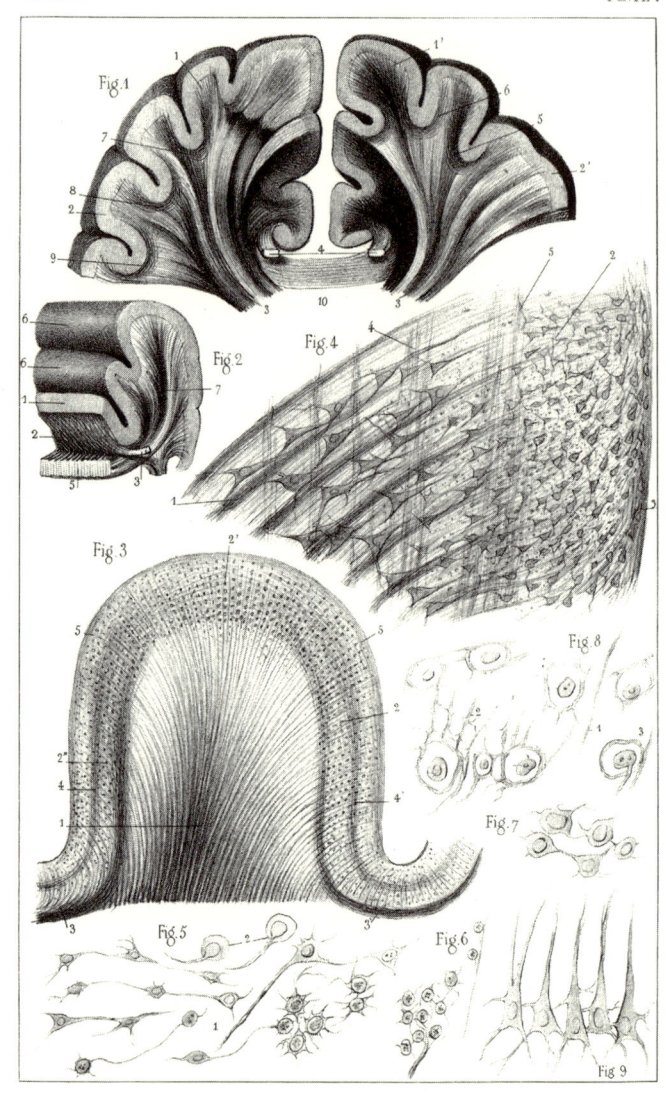

脳回の微細構造　皮質と白質(線維)の連絡の仕方がよく分かる(Fig 2)。言語機能もこの連絡でなされる。

は，どうしても大脳生理学なんですよ。生理学と結んで矛盾しないことしか考えられない。あんまり大胆な解釈はできない。

　私は人から言わせると結構好き放題，大胆なことを言ってるみたいですが，やっぱり大脳生理学と結んでしか考えていないというか，そういう枠組みでしかものが考えられないように，トレーニングされてきているところがありますね。

ゲシュヴィントの行動神経学

河村　先生の先生，Geschwind の神経心理学の背景というのは，大脳生理学ではなくて，心理学であったということを聞いたことがありますが。
山鳥　いや，やはり神経学です。イギリス，ロンドンのクイーン・スクエアで Symonds 教授に学ばれたそうです。あの先生は結構変わっていて，ハーバード大学医学部を出たあと，すぐにイギリスに行かれたそうです。あの頃のボストンの神経学の人たちはそんなに率先して，すぐイギリスに行ったりしなかったらしいですけれどね。だから，あの先生はいわば留学帰りで。
河村　先生が，Geschwind のところへいらしたのは何年ですか？
山鳥　1969 年から 1972 年ですかね。
河村　そうすると，ボストンには 3 年いらしたわけですね。で，1969 年というと，まだ私は学生ですから（笑），その頃の日本の学会の状況などはよくわかりませんけれど，おそらく，Geschwind は日本では無名だったと思いますが，そうでもなかったんですか。
山鳥　そうでもなかったですね。僕は最初ウロウロしてたんです。神経生理学やって，そこで須田先生のお教えで，ビヘイビアに興味もって，動物を丸ごと見ようとしたんですが，なかなか難しい。それなら人間のほうが早いと（笑），精神科にいったんです。そのときに精神科で，岡田幸夫先生という先生にお会いしました。この方は大橋博司先生の弟子なんですが，

どちらももう亡くなられましたけれど，岡田幸夫先生がGeschwindという人が面白い論文を書いているということを教えてくれました。

それが1965年に発表された，有名な"Disconnection syndromes in animals and man"です。僕がそれを読んだのは1967年頃ですね。それを図書館で読んで，これは面白い，これはビヘイビアそのものだと本当に引き込まれました。動物のビヘイビアよりやっぱり人間のビヘイビアのほうが面白いやということで(笑)。

ボストン大学アフェイジアセンター

山鳥 それで，Geschwind先生に手紙を書いたんですね。「レジデントでとってくれ」といって。そしたら「とってやる」という返事で，実は私の方がびっくりしました。非常に親切な人なんです。ところが残念なことに，僕が行く直前にハーバードに変わっちゃったんです。それでも，私をボストン大学の，彼が主任教授であったボストン大学のニューロロジーレジデントにとってくれたんです。

その頃神経心理学でいちばんしっかりしていたセンターはボストン大学じゃなかったでしょうか。そこのアフェイジアセンターへ行ったわけです。Geschwind先生はハーバード大学へ移ったんですが，2週間にいっぺんぐらいアフェイジアセンターへラウンドに来ていました。そういうことでずっと，教えを受けるチャンスは続いたのですが，直接には彼の教室には残念ながら入れなかったわけです。

河村 2年間レジデントなさって，最後の1年は。

山鳥 3年間がレジデントです。3年目は皆，チーフレジデントになるんですね。この時期を私は私の希望でアフェイジアセンターに置いてもらったわけです。

河村 常勤みたいな形で。

山鳥 ですから3年目は普通は通常のレジデントコースを進むわけです

が，僕はアフェイジアセンターに配属してもらって，3年目のレジデントの時代を1年間アフェイジアセンターのほうで過ごしました。普通ほかの連中はアフェイジアセンターをクリニカルフェローとしてやるんです。レジデント終わった後に。ですから僕の場合ちょっと特殊ですね。

河村 アフェイジアセンターで，2週間に1回，Geschwindが来てラウンドして，その後クリニカル・カンファランスということですね。回診はなかったんですか。

山鳥 そのラウンドというのはアフェイジア・グランド・ラウンドといって，Harold Goodglass先生とNorman Geschwind先生が，いちばん前で，患者を交代に診ます。交代というのは1回1人ですが，それでレジデントがプレゼンテーションしまして，患者さんがそこへ現れて，皆の前で彼らが患者を診察して，あとディスカッションする。これはこういう症状であるからこうとか，非常に活気がある面白い勉強会でした。

河村 そこには先生だけじゃなくて，たとえばAlbertだとか，Damasioだとか。

山鳥 いや，もうたくさん。ニューロロジー・レジデントは全部来るわけですね。ただ私はMesulamもDamasioも知らないです。時期がずれています。私がいたときにいたのはFrank Benson先生。この人がアフェイジアセンター長。それからMartin Albert, François Boller, Alan Rubens, Jason Brownなどでした。

書字言語と脳

河村 先ほど言語機能のことで，音韻性の言語領域，それから言葉の意味に関する脳機能についてのお話をうかがいました。それで言語機能というのは非常に広いということが分かりました。話す，聞くという会話だけではなくて，読み書きという機能があります。それについて，ぜひお話をうかがいたいと思います。

かなり前ですが，日本失語症学会のシンポジウムで角回がテーマとなったことがあります。山鳥先生が司会だったことを，私はよく覚えています。その角回が，今日はまだ言語を担う場所として出てきていません。左角回の言語領野としての役割は何なのかをうかがいたいと思います。さらにもう一つ漢字，仮名問題。漢字，仮名の脳内機構はどのようなものであるかということを，ぜひ先生にうかがいたいと思います。

左角回と文字

山鳥 角回の問題というのはすごく面白い問題です，失読失書という症状群があります。これは河村先生の方がお詳しいのですが。この場合は音韻性の言語は侵されないんだけれど，文字の処理は侵されて，読みが悪くなるし，書くこともできなくなる。

この失読失書の中心的な病巣が角回だということは，Dejerine が発表して以来，ほとんど動かずに 100 年以上きているわけですね。Geschwind 先生も角回の重要性というのを再評価した 1 人です。失読失書と角回領域に関しては，彼もいくつか論文を書いていまして，それに理論的な裏づけを与えました。

角回というのは，これは異種感覚情報の連合野で，体性感覚と，視覚と聴覚，それに音韻情報が連合する領域であるということをあのディスコネクション・シンドロームの論文でかなり熱を入れて論じています。角回の発生学から論じているんですよ。

角回と文字の発生

山鳥 Geschwind 先生の考えでは角回というのは基本的には人にしかない領域で，猿にはないんだと。今の猿の生理学からみるとだいぶ叱られそうな考えですけれども，比較解剖学からいうと，どうも角回領域は人で発生したと考えるほうが妥当ではないか，というようなことを彼は言っている。で，その人で特有な異種感覚情報を連合する，彼の言葉でいうと連合野の連合野ということです。連合野を連合する働きを持つ角回の出現と文

字が発生するということの間には，非常に大事な関係があると彼は言ったわけです。

　文字というのは体性感覚も関係しています。運動機能も関係しています。それからもちろん視覚が重要です。それに加えて音韻がつかないと文字になりませんから聴覚も重要です。そこで，彼は体性感覚情報と視覚情報と音韻（つまり聴覚情報）とが結びつく場所として，角回を重視したわけです。角回の損傷で失読失書になるのはそれはもうあたりまえだろうということです。

側頭葉と漢字

山鳥　少し，視点を変えます。難読症というのは日本には多くはないんですが，アメリカに割合に多い。で，難読症の解剖学を Galaburda という Geschwind の弟子がかなり熱心に調べていますが，難読症では角回の形成不全があるんですよね。で，そういうことから角回と文字処理との関係は動かないだろうということがほとんど自明のごとくいわれてきたわけです。

　私も昔，失読失書の日本人のデータを，Geschwind 先生の説を使って，外国の雑誌に発表した時に，日本語の場合でも仮名の処理の場合は英語と同じように角回が関係している。しかし，たぶん漢字は違う。仮名の場合には体性感覚と視覚と音韻の結びつきがいるから，日本の失読失書の場合には仮名の障害が強い。漢字はたぶんそのクロスモーダルの領域を使わなくてもいけるんじゃないかということで，漢字が残りやすいということを報告したんです。

　その後，岩田誠先生が1984年に，漢字というのは側頭葉の後下方の領域と関係し，漢字に選択的な失読失書はこの領域の損傷で生じるという非常に大事な仕事をされたわけです。多分角回は仮名に関して重要だと，もう少し下のほうの後頭葉は漢字に関して重要であるというものです。これ

は理論的に考えて、うまく説明できる。漢字というのは視覚的な要因がすごく強い、視覚的な処理が非常に重要な情報です。体性感覚的なものっていうのはあんまり役に立たない。側頭葉で意味が処理されている可能性が十分ありうるわけです。

　それで、私は先生がいまおっしゃっていた角回のシンポジウムの時に、おそらく角回から側頭葉にかけての上下に長い領域に文字を処理するところがあって、たぶん仮名はどちらかというと角回寄り、漢字はたぶん側頭葉寄りに処理されるのじゃないかということを述べました。

角回と文字処理機構

山鳥　その後すごく面白いのは、PETの時代になっていろいろ研究が展開されていますが、仮名の処理課題でなかなか角回は賦活されないんですね。これは私はすごく面白い点だと思っています。日本ではたとえば桜井先生とか、あるいは岡崎の生理研の人たちがずっとやってますけれども、仮名の文字を読ませたり、処理させたりする時に、角回が賦活されないのです。それはなぜなのか。ひょっとして角回は本当は重要ではないのか？

　これはブローカ野と話が逆なんです。ブローカ野の場合は臨床の症状としては出ないんだけれども、機能画像としては出る。角回の場合は臨床症状としては出るんですが、機能画像としては出ない。もっと下なんですね。文字に関しては仮名でも漢字でも、もっと下が賦活されてくるわけです。

　これが今非常に面白い問題だと私は思っています。文字処理は別として、少なくとも角回は音韻処理には効いてないと思います。それは先ほどの音韻の言語領域に角回が出なかったという先生からの指摘がありましたが、これは含めていないんです。

　角回はたぶん文字処理や、あるいは意味の処理ですね。身体部位名だとか、そういう意味の処理に関係している可能性がありますが、音韻にはたぶん関係していない。面白いのは角回は音韻だけでなく、文字の処理にも、ひょっとすれば実は関係していない可能性があるわけですね。だとす

れば，頭をもう1回まっしろにして，臨床データ，特に角回病巣のデータをもう一度ゼロから読み直してみる必要がある。

河村 そうですか。それは非常に大胆なご意見ですね(笑)。

山鳥 それは河村先生も読みに関してはデータをずいぶん蓄積されていますから，むしろ先生のご意見を聞きたいところですね。

角回と漢字・仮名

河村 僕はアクティベイション・スタディはやっていませんので，今初めてPETのデータをうかがって大変ショックを受けました。山鳥先生，岩田先生それに他の多くの方々が，漢字，仮名の問題について検討していろいろなことがわかりました。

一方で漢字は右脳，仮名は左脳という，古くからの考え方が欧米ではつい最近まで一般的であったと思います。でもそれは決してそうではなくて，漢字も仮名も左半球が処理しているということに今ではなりました。

私自身も何例か，漢字の読み書きの障害を呈した患者さんを経験いたしましたし，角回病変も何人か経験しています。

その結果は先生方とちょっと異なります。漢字の処理が側頭葉の後方下部だろうということは同じなんです。また，角回が仮名処理に重要に関係していることも確かで，それも同じです。

しかし私たちが経験した角回病変の患者さんではもちろん仮名の障害が強いのですけれど，漢字の障害も仮名と同様に非常に強いのです。それは側頭葉病変に比べてもずっと強い。結局角回は仮名にも漢字にも関係していると考えています。先ほど先生がおっしゃったように，角回というのは基本的に，体性感覚と視覚と聴覚のマルチモーダルな機能が連合する場所ですから，仮名においても漢字においても，獲得の過程でそれぞれの機能が必ず必要であり，その結果角回は仮名にも漢字にも重要な場所であると考えています。

一方，漢字を読むには主として視覚，それから聴覚的処理も必要です。その両方が交流する，下側頭回後方部，つまり側頭連合野に漢字のイメージが存する可能性があります。ですから下側頭回の後方病変で漢字にスペシィフィックな障害が起こっても不思議ではないと思います。

　仮名にしても漢字にしても，PETで検討した場合に，左角回はぜひ賦活されてほしい場所なんですが(笑)。

アルファベットと単語

山鳥　ほしいですよ(笑)。僕も「何で角回は賦活されないんだ」って，皆に聞くんだけど，「さあ，分からない」と。それで，もう一つ問題は，われわれは漢字と仮名に振り回されすぎますけれども，本当に心理的なユニットとして，文字というのがそんなに大事かということがあります。基本はワードなんです。つまり，ワード（単語）という概念が日本語でちょっと抜けるんですよ。逆にヨーロッパの場合は音節の重要性が少しおろそかにされている。音素（phoneme）という発想があって，アルファベットができた。しかし，音素というのは日本語では，そんなに大事じゃないと思います。音節が大事。

　彼らも音節は大事だというんですが，表記法が音素になっちゃったから，どうしてもアルファベットにこだわるんですね。アルファベットの次はやっぱり向こうは単語なんですよ。単語というのは向こうでははっきりしている。空間的に切れていますから。日本語の場合は空間的に切れないので，単語がはっきりしない。

　単語の賦活というのは，後頭葉の側面から底面にみられます。漢字は基本的に単語です。漢字が賦活される場所と単語が賦活される場所の間には普遍性がある。単語が基本的な要素ですので，単語を処理するという段階で漢字の話と，向こうでいう単語の処理と，このレベルでは話はかなり一致するんです。臨床でも，PETでも。ただし角回の話は不思議です。向こうだって失読失書は臨床的には角回なんですよ。

読みの流れ

河村 山鳥先生に，新しい論文に掲載予定の「読みの大脳メカニズム」の図をいただきました。これをもとにちょっと簡単に説明していただけますでしょうか。

山鳥 大脳生理学と整合性があるように，読みの障害を理解するにはどういうふうに考えるべきかということなんです。基本的には漢字も仮名もその損傷によって読み障害が起こる部位というのは，角回から側頭葉の下方まで垂直に拡がる領域で，角回から連続した領域だと思うんですね。

　その場合に，先ほども言いましたが，仮名の障害が強く出るのは角回寄りの病巣で，漢字の障害はないということではなくて，必ず漢字の障害も出るんですが，漢字の意味の処理はだいたいできているのが角回損傷の特徴です。

　それが，病巣が側頭葉の後下方まで降りてきますと，どちらかというと，逆に漢字の失読の方が目立つようになる。この場合は漢字の障害だけ

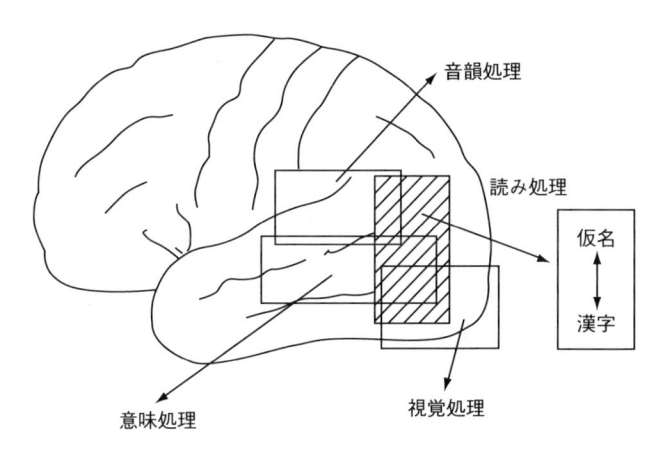

読みの大脳メカニズム

で，仮名は無傷の失読失書が確かにあります。

　私が84年に報告した例は側頭葉後下方に近い下のほうの病巣で角回型の失読失書が出た例でした。それはあるんですが，漢字だけの失読失書は下方病巣のほうが多いというのは確かに否定できない事実だと思いますね。

　ですから角回から側頭葉下方にかけての，この広い領域は文字の処理に関わっていて，大胆な言い方をすれば，角回寄りのほうが表音文字の処理，それから下へいくほど意味を持つ漢字のような文字の処理に強く関わっているといえるのではないでしょうか。

漢字は形態から意味へ

山鳥　視覚性の形態処理というのは，今の大脳生理学からいうと，だいたい後頭葉から側頭葉に伸びる，いわゆる腹側系を使ってなされているとされていますね。で，形態つまりパターンの処理に腹側系を使うということと，漢字の読み障害が側頭葉の後下部の損傷で起こりやすいということとの間にはあんまり矛盾がないわけです。

　さらに意味を処理する領域，言語の意味を処理する領域はどこかという話をしましたけれども，臨床の経験からいいますと，おそらく意味の処理というのは，音韻処理領域を取り巻く格好で，組織されていると思います。その中でも特に重要な場所というのは，側頭葉，その中でも中側頭回から，少し下方にかけての領域ではないかと思うわけです。

　そうすると，その意味の領域を媒介に，文字言語の理解も起こるはずです。漢字の場合は，まず形態処理があり，その次に意味の処理という段階がこないと声に出しては読めないわけですね。

　たとえば，「山」という字をパッと見たときに，それを「ヤマ」と読むか「サン」と読むかは，私の名字のように山鳥というのであれば，ヤマと読まないといけないし，富士山のような字であれば，「フジヤマ」とも読

みますが一応は「サン」と読むほうが多いわけです。それを選ばなければならない。

仮名は形態から音韻へ

山鳥 どうしてそういうことが可能かというと，形態処理の次に，まず意味処理がくるからそれが可能なんです。漢字の場合はまず意味処理が形態処理に続く。その後で音韻処理がくる。それは漢字の処理がまず主として，視覚の腹側系で行われて，それからそれに隣接する意味系で処理されて，その後で音韻処理系で処理されるというふうに考えれば，だいたいうまく説明できると思います。

　仮名の場合も，理屈としては単語だと意味処理から入るわけですけが，実際は日本語の仮名というのは音節を単位にした文字で，しかも文字を「分ち書き」しない，単語ごとに切り離して表記しないという特徴があります。ですから，そもそもの発生の過程からして，音に頼った処理の仕方になっています。1回音に変換しないと，意味に辿り着けないということがあるわけです。

　そういう意味で，仮名で表記されたものは，まず，形態処理があり，ついで音と結びついて音韻系で処理され，その後で意味処理されるというふうに考えられます。ですから仮名の処理というのはそれほど，意味に直結していない可能性がある。むしろ，運動覚などとの結びつきの強さなどを考えると，角回という場所を媒介にして，まず音韻系と結びつく，次いで意味処理になるということで，漢字とは少し違う処理のされ方をされるんじゃないか，と考えています。

文字処理機構研究の展開

河村 漢字と仮名の脳内機構というのは，ずいぶん古くから研究があって，健常人を使ったタキストスコープの研究などもいまだになされています。そういう研究方法から端を発して，脳梁病変を対象にした研究が，岩田先生，杉下先生によってなされました。

それとは別に失語症例を対象として，笹沼先生をはじめとして，多くの方が漢字，仮名についてのたくさんの論文をお書きになった。漢字，仮名処理機構研究の方法論として現在重要なのは，先ほど先生がお触れになった PET や fMRI のアクティベイション・スタディであると思いますが，その現状について教えてください。

山鳥 そうですね。漢字の文字処理の機能画像的な研究というのは，まだ緒についたばかりで，そんなに分かっていないと思いますね。というか，どういうのかな，実験のパラダイムの組み立て方というのが，まだどうも確立されていないところがあるわけです。

ですから，いちばん簡単には視覚性のパターンを出して，文字か文字でないかを認識させるという課題がある。これにも，形態処理の段階で，インプリシットに文字か文字でないかの判断をさせるものから，エクスプリシットに判断させるものまでいろいろ工夫されている。

その次に単語か，単語でないかを判断させる，いわゆる lexical judgement という課題がある。これもインプリシットな段階で，一応これは単語なのか単語じゃないのか，ジャッジさせるというふうに，ステップを踏んだ格好でやってますから，本当にそれを見て，これが山なら「ヤマ」だというふうな理解にまで踏み込んだ格好での処理が，機能画像でどれだけ明らかにされるかというと，まだそこまでいっていないと思います。インプリシットな意味処理段階ぐらいのところを，何とかやろうとしているんだと思います。

日本語と欧米語

河村 日本語の特性というのは確かに非常に複雑で，文学者も思想家も，結局，そこに引っかかってきます。西洋だと逆にアルファベット26文字が原則です。

　そこから音韻中心主義があり，西洋のロゴスの基本になっていますね。それと，日本は中国から漢字を借りて，仮名という独得の表記法を確立したという歴史が背景にありますね。その点はいかがでしょうか。

山鳥 それはすごく面白い問題でしてね。要するにアルファベットを使っている人間の場合，使っているシステムが結構論理的にできているわけですよ。26文字を並べればいいわけです。どう並べるかが問題で，その土台となる文字はもう動かさない。素材は決まっちゃっているわけです。それをどう並べるか，こう並べたんじゃ意味が通らない，こう並べないといけないという，極めて論理的な面がある。

言語構造と文法

山鳥 それから，文法構造というのも，非常にはっきりしていて，意外と融通がきかないところがある。例外的なところはもちろん詩だとか何だとかあるわけですけれども，本当はあんまり融通がきかない。たとえば小説家のジェームス・ジョイスのものの書き方などまず例外で，あれはイギリス人だって読めない，分からないという人が結構いるらしいですね。

　普通はきちっと文法に従って，パターンが決まっている。26文字の要素が決まっていて，その要素を積み上げていく。これはもう煉瓦工と一緒です。ですから，こういう積み上げないといけないというところが論理的といえないこともない。文法も主語があって述語があって目的語があると，順序まで指定されている。ここにもロジックがあるわけです。

　こうしたシステム的な言語構造を用いるということと，論理的な考え方

がある程度自然にできるということの間には因果関係がある。

　日本語の場合は，少しシステムが異なっていて，おそらくまずイメージがある。私が『ヒトはなぜことばを使えるか』の中で書きたかったのはそれなんですが，まず心的な表象があって，それに音韻を貼りつけるということを日本人はずっとやってきている。心象というのは多いですから，音韻もたくさんいるわけです。ところが日本語の場合は，音韻がむしろ少ない。

　そうすると，その少ないもので，たくさんの心象を表すために，漢字をいっぱい使うようになった。同音異義語です。漢字を使って，様々な心象に全部貼りつける。

　こういう文字習慣，言語習慣を作りあげていると，外来語が入ってきてもあまり苦にならない。外来語も，日本語の音に移して，そのままどんどん使う。これには片仮名という便利なものがある。入ってくる単語は全部使う。英語も使う。漢字も使う。仮名も使うということで，日本人は心象に貼りつける材料をまったくもう気にせずに，いくらでも貼りつけていくわけですね。

曖昧な日本語

山鳥　それから日本語は文法構造自体が非常にアンビギュアスである。日本語の文法構造というのは助詞さえくっつければ，順序はたいして構わない。助詞がくっついて，文節にさえなれば，その文節がどの場所にあろうが一応意味が通るわけです。

　私が何を言いたいのかというと，アルファベットのシステムというのはまず一定の限られた数の素材があって，それを使って言語活動を構築している。日本人の場合は，心象があって，その心象に必要に応じて，いろんなところから取ってきた言葉を貼りつけてゆく。英語で貼りつけるのがだめなら，フランス語を使うとか，これもだめなら漢字を持ってきて使うと

か，それもだめならオノマトペ（擬音）でゆく，という風に無限に貼りつけていく。アンビギュアスなところがあるんですね。

　大江健三郎がいみじくも『曖昧な日本の私』という講演をしてますが，あれは思想としての曖昧さなんだけれど，その曖昧さの原点というのは，言語にあると私は思いますね。だから日本人は心象に忠実で，論理というのはあんまり発達させていない，というのはいろんな人が昔から指摘していることで，何も私の専売特許ではありませんが，そのとおりだと思います。

　ある特殊な人，評論家とかですね，あるいは文学者とかいう人たちは自分の文体を構築することで，きちっとした，正確な思想を伝える努力をしてきたわけですが，一般的な日本語の持つ力になっているか，というとそうではない。

　一般の人の言葉というのは文法なしでも結構いけます。極端なことというとね（笑）。極端なことといえば文法のない世界で，結構言語活動をして暮らしているというところがあるわけです。ですからこのことを神経心理学の世界に持ってくると，まず言語の生理学を考える時，日本語の特徴に合わせて考えないといけないということになるんじゃないでしょうか。

　それから失文法という病態があるんですが，これは向こうではあるんだけれど，日本には意外とないんですよ。このことは私は1985年に出した入門書の中ですでに書きましたが，今でもそんなに間違っているとは思わない。「失文法というけど，本当にあるの？」というのが，今でも続いてる疑問なんです。

　実はわれわれも失文法と思われる症例の論文を出したこともあるんですが，それをたとえば言語学の人達に，「これはいわゆる失文法と思いますか」と問うと，「そんなの失文法というんですか」というようなね（笑）。はっきりしないんです。ということは失うほどの文法構造はイントリンシックにすでに持ってないんですよ。そういう言語構造の違いというのは，日本人の思想形成に影響していると私は思いますね。ちょっと極端な意見かな（笑）。

言語による文法の違い

―― 失文法でも日本では「てにをは」という助詞の脱落が顕著のようですね。日本語は，中国の漢字を借りたわけで，中国語や西洋とまた違う構築の仕方，つまり漢字と漢字の間に「てにをは」というものを膠（にかわ）のようにくっつけて文を構成しています。それで「膠着語」といわれて，その独自性を近世の国学者などが研究した。

漢文を読む時でも原語で読まずに，返り点でひっくり返した訓読法を用いて，意味を通じるようにした。中国語の語順で読まない。フランス語を学んだ日本人は皆フランス語通りに語順を読むけど，漢文を前後ひっくり返して，それで意味を読み取るという作業をしてきたわけですね。

山鳥　日本語は文字を持っていなかった。文字を中国から入れたという段階で，心象に貼りつけることのできる素材を大量に手に入れたわけです。その時点で，日本人は自分の考えを，羅列的，あるいは物語的でなく，論理的に深めてゆくという習慣を作り上げるきっかけを失ってしまったところがあるのかも知れない。

複雑なことを，言葉で表現してゆく訓練を放棄している。中国にある概念をパッと持ち込めばいいわけですから。これを使うとか，あれを使うとかいう格好でね。その考えで江戸まできたから，イメージにフランス語が入って，英語が入って，スペイン語が入ったら，そのまま，翻訳なしに持ってくればいいわけですね(笑)。

―― 日本人はその洗礼を千数百年も前に受けているわけですね(笑)。

山鳥　そのまま持ってくるわけですから，自分の言葉でもう1回，それを構築し直してということを何もやらなくてやってきた。そういう意味で，心象風景は広いんだけれども，論理的深みはもたないままきているということはいえるんじゃないですか。

―― 先生が先ほど言われたように，失文法でよく例に上がるのは「チチ

キトク　スグカエレ」のような助詞が欠落した電文体ですが，実際の言語生活では助詞がなくても充分通用しますね。そういう意味でいうと，西洋的な意味での失文法というのはないんですね。

文節と「てにをは」

山鳥　日本語の単位は，国語学者の橋本進吉が言ってますが，文節だと。そうすると，失語の人でも文節単位は残ってますよ。それが崩れているというのはあんまりない。そこが崩れなければ，それ以上崩すものはないんですよ。だからあんまり失文法は出ないんだと思いますね。「チチハ」というところを「ハチチ」ということは絶対言いませんからね。これはもう手続き記憶のレベルで貯蔵されていますからね。

——　それにしても「てにをは」というのはすごい発明をしたものだなと思いますね。

山鳥　「てにをは」があるから，ちゃんと通じているんですね。

——　日本には短い俳句とか短歌がありますが，いちばん生命がそこに入っているということを橋本進吉や時枝誠記などの国語学者が言っています。「てにをは」という助詞，助動詞です。先生の言われる「感情」とかそういうものを表す「辞」ですね。それが実は大事であって，名詞や動詞を表す「詞」にくっついて粘着して文を構成してゆく。そして，助詞一語で，ガラッと意味内容や文体が変わるという魔術的なものをもっている。

山鳥　僕らが科学をやっていて思うのは，やっぱり日本人というのは共通の文化としての文法をもっていないということです。河村先生も，若い人を指導していてそう思われませんか。意味をなさない文を平気で書いてくる。それを自分で読み返したって気がつかない。そういう文が書けるんですよ。書いても，許されるんです。

河村　サイエンティストですら，そうですからね。

山鳥　それを英語にするとなると，もうメチャメチャの上塗り。

文法の話というのは，結構抵抗があって，日本語に文法がないなんてこと言ったら，国語学者に馬鹿にされる。日本語に文法がないなどというたわけたことがあるわけない。現にちゃんとある。四段活用もあれば，五段活用もある。係り結びもある。そう言われたって，そういう実感というのは馬鹿にできないわけでね。

　「てにをは」があるから，文法はもちろんあるんだけれど，その文法が正しく使いこなせる人が日本国民全部じゃないんですね。神経心理学，大脳生理学に根ざしたレベルで，文法があるのかどうか……。

第3章
知覚を司る脳の仕組み

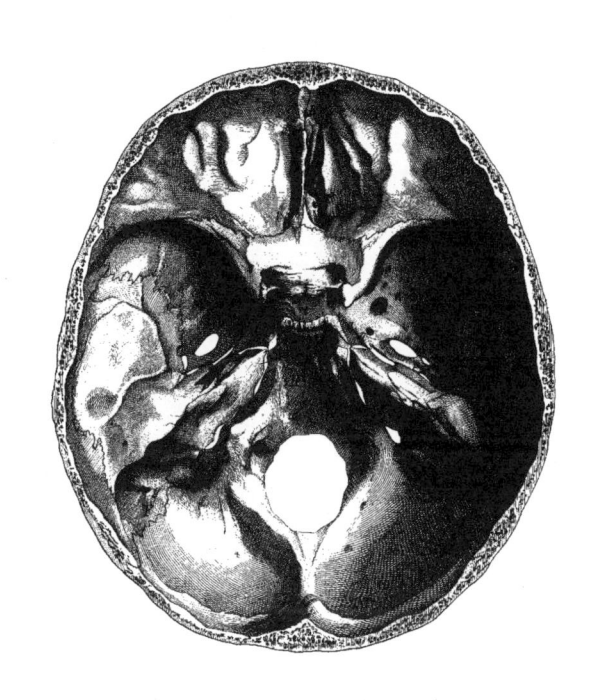

82　第3章　知覚を司る脳の仕組み

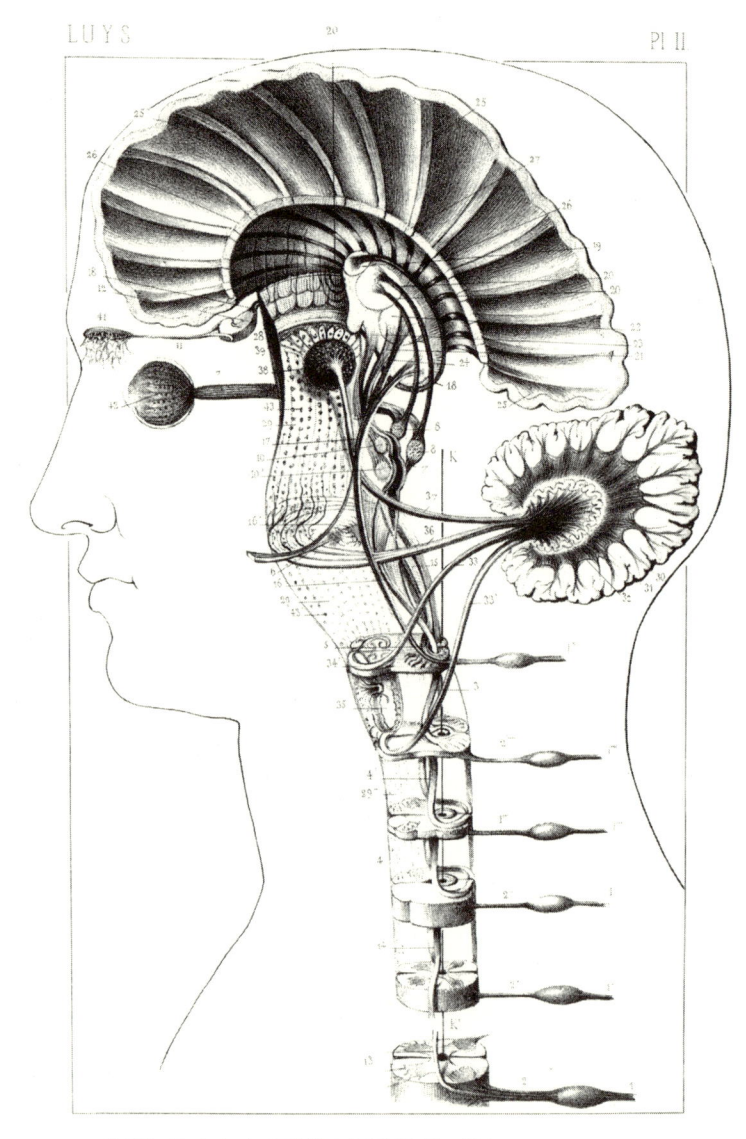

大脳に入出力する感覚と運動線維の詳細　みごとな機能解剖図である。

視覚性認知の二つの流れ 83

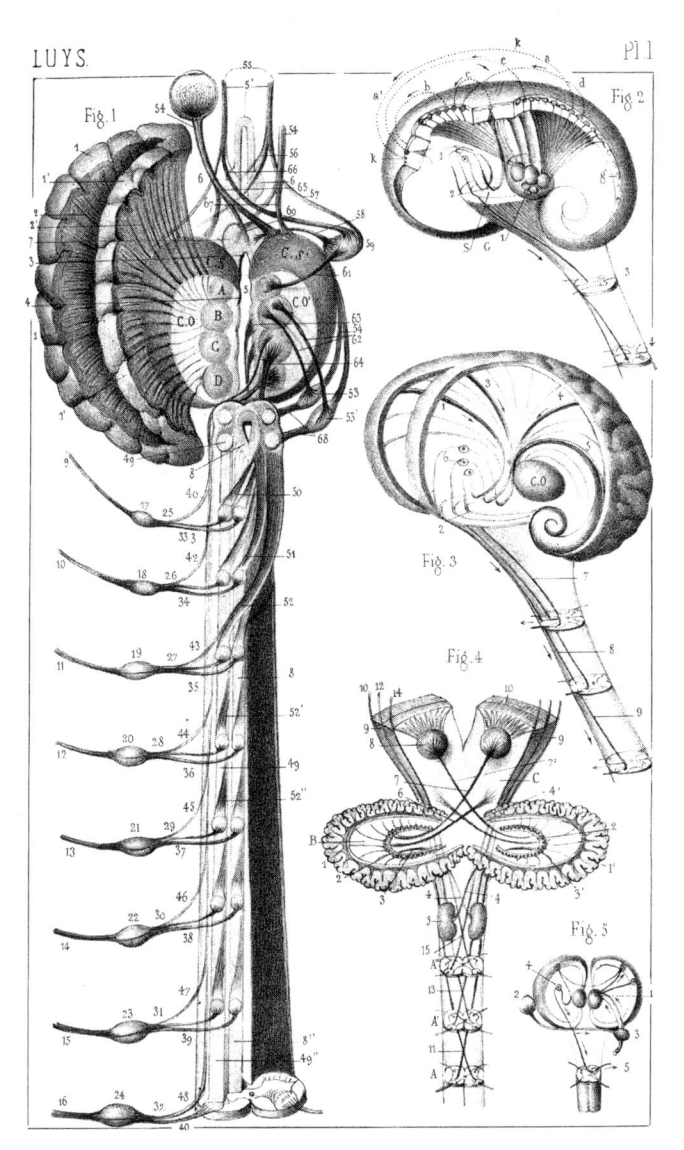

大脳の中心部分(視床と線条体)に往来する線維の詳細
中枢神経系のシステムが手に取るように分かる。

視覚性認知の二つの流れ

河村 認知あるいは知覚に関して,先生にうかがいたいと思います。先ほどから何回か出てきましたけれど,視覚性認知の処理機構には二つあります。脳の背側側つまり上方の流れであるドーサル・ルート（dorsal route）と,それと腹側つまり下方の流れであるベントラル・ルート（ventral route）です。すなわち頭頂後頭葉で処理されている視覚情報と,側頭後頭葉で処理されている視覚情報では,だいぶ性質が違うということが言われていますが。それについて先生はどうお考えですか。

視空間の認知

山鳥 これは視覚生理学の非常に重要な貢献だと思います。Mishkin などのモデルがかなり早くから出ています。視覚情報には二つある。一つは形態。もう一つはその形態と形態,つまりアイテムとアイテムとの相互の空間関係,位置の関係。これも間違いなく視覚情報です。

　これはすごく臨床にも合うわけですが,この二つの情報は違う経路で処理されている。たとえばわれわれが臨床で経験するバリント症候群。この症状があると,対象に到達できない。見えているけれど対象に到達できない。あるいは複数の対象があったときに,両方を同時に見ることができない。さらに自分で意図的に,対象から対象へと視線を動かすことができない,というか注意を動かすことができない。このバリント症候群の病巣は,両側の頭頂後頭葉領域に認められる。

　こういうバリント症候群だとか,河村先生や平山先生のお仕事にあるような ataxie optique（視覚性運動失調）。この場合は周辺視野に対象が見えているわけだけれども,そこに正しくリーチできない。で,こういう問題,物と自己との関係とか,物と物との空間関係とか,物を把握する,そういう視覚機能は,どうも後頭葉から頭頂葉のほうに機能がシフトしてい

視覚性認知の二つの流れ　85

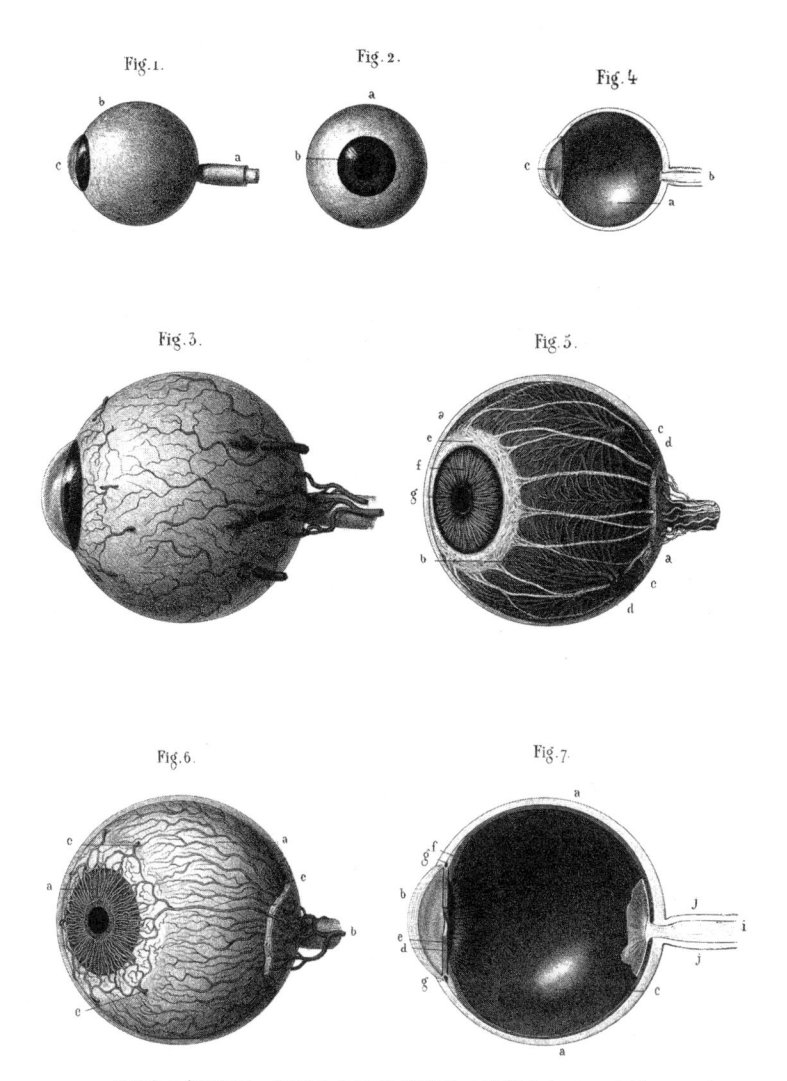

眼球の解剖図　視覚入力は必ず眼球で感覚される。人体の臓器で球型なのは眼球のみである。

る。これは臨床的なデータとよく合うわけですね。

形態の認知

山鳥 形態認知はどうか。いちばん臨床ではっきりしているのは，たとえば相貌です。相貌というのは簡単でかつ複雑な形態ですが，相貌認知の障害などというのは頭頂葉損傷なんかでは全然起こらない。後頭葉の底面から側頭葉にかけての両側の紡錘状回とか舌状回とかがやられた時に出現する。このことも臨床では古くから知られています。

それから，文字にしましても前の章でも少し話題に出ましたけれど，角回というのが一つ大事な場所ですが，漢字の処理の場合には側頭葉の後下部，つまり後頭葉から側頭葉へかけての領域が大事になる。ですからこれはベントラルルート（腹側経路）ですよね。そういう領域の損傷で漢字が読めなくなる。ですから複雑な形態の識別には後頭葉から下方にのびる腹側のルートを使っていることは明らかです。生理学のデータと臨床のデータはよく合うわけです。

街並の認知

山鳥 そういう意味で神経生理学が出してきた頭頂葉へ向かう背側経路が空間関係の視覚性把握と関係し，腹側経路が形態の視覚性識別と関係しているという見方は大変説得力があって分かりやすい。ただ，動物実験でもたらされたこの二つの経路というのは非常に単純な見方です。

人の場合にはもっと複雑な問題があるわけです。たとえば先生方が見つけられているような街並失認だとか，あるいは道順障害だとかというふうな問題をどう考えればよいのか。個体と，個体よりももっと大きい環境との間の空間関係というふうなものを考えてみると，単純に背側経路と腹側経路だけではうまく説明できない部分もある。

たぶん私はこれは背側経路により密接に関係した障害だとは思いますけ

れども，単純に二つに分けてそのどちらの異常かとは言えない。もっと別の問題，内側と外側というもう一つの大きい問題が出てくるわけです。そういうこともあって，細かい話になると当然のこととして境界領域的な症状がたくさん出てくると思います。でも根本的なところで空間的な視覚と形態的な視覚が担ってる領域が違うということは人でもいえるんじゃないかと思います。

河村　先生のおっしゃるとおり街並失認，それから道順障害とわれわれが名前をつけている現象は，単に背側経路と腹側経路ということだけでは済まないような気がします。

　そういう意味では，先生が東北大に移られる前のお仕事だと思いますが，線画失認という現象がありました。あれもちょうど似たような位置づけができるのではないかと思いますが，どうでしょうか。

線画の認知

山鳥　あれは割合解釈が難しいですね。常識的な病巣とやや違っています。どちらかというと，鳥距溝から上の領域の破壊によって絵がうまく見えなくなったということですから。形態の識別ということからいうと，やや今まで述べてきたことと合わないところがあるわけです。

　でもああいう臨床事実があるというのは，それは事実として動かないわけですから，単に背側処理，腹側処理ということだけですべてを割り切ろうとすると，説明できない部分がある。ただ，類似の症例をもう1例ぐらい経験しないと，なかなかあの例だけから何かをいうというのはできないと思いますけどね。

河村　私たちは今似たような患者さんを観察しています。先生の症例と同じように，病巣は下方ではなくて上方ですね。頭頂葉に近いほうで，半盲の形も先生たちのケースは確か水平線の下半盲ですね。それは視覚性認知障害例の示す視野障害の原則とは合わないわけです。

線画ですから，これを立体化して構成して認知する必要があるので，もしかしたら単に視覚性認知だけではなくて，視空間性の認知も必要で，背側経路と腹側経路のちょうど重なり合った真ん中辺を，そういうシステムが機能してるのかもしれないと考えています。

そういう意味では視覚性刺激のモダリティというのは，多種多彩で特に人間において複雑だと思います。たとえば動きの問題だってありますし，動きが止まって見えるような患者さんも報告されているわけです。最近，先生方が経験された特異な，ちょっと変わった視覚性の認知障害というのをご紹介していただけませんでしょうか。

奇妙な失認

山鳥 視覚性認知障害のちょっと変わった例というのは，たくさんあって説明に苦しむことが多いです。最近，まだペーパーにまではなっていませんが，教えられる症例がありました。視覚性失認の患者の例ですが，たとえていうと，櫛なら櫛が，櫛と分からない。そこで，使ってみてもらう。それでも櫛とは分からない。それはいいんですが，こちらから「それは鉛筆でしょう？」というふうな，ちょっとひっかけた問いかけをすると，「いや，それは違う」という反応が返ってくることがある。ある程度までは分かっているわけです。

それから，逆に，自分でたとえば櫛を鉛筆だというふうに呼称してしまうと，「じゃそれ使ってください」というと，鉛筆のごとく使ってしまうんです。櫛であるにもかかわらず鉛筆のごとく使う。そこで，コピーしてもらうと，呼称でこのように積極的に間違わない時，分からないとだけ言ってる時は，ちゃんと櫛をコピーするわけです。櫛の形を。ところがそれを鉛筆だと呼んだ後にコピーしてもらうと鉛筆を描くんです。

ボトムアップかトップダウンか

山鳥 つまりこういうことです。単に受動的に情報処理が悪いのではない。自分のほうからの積極的な関わりがある。自分がその対象に割りつけた解釈によって，その物を処理している場合があるわけです。こういう例をどう理解するか。

一つの解釈としてはこれはある種の特殊なタイプの道具使用の障害である，と考えることができるかもしれない。別の解釈もある。つまり認知に階層があって，いわゆるボトムアップにやってくる認知の問題と，トップダウンに自分が決めちゃう認知の問題とが，そこで衝突していて，ボトムアップのほうがうまく機能しないときに，トップダウンからの解釈を割りつけちゃう。それで，割りつけてしまうと，櫛でも鉛筆に見えるというようなことがあるのかもしれない。

そうなると，そういう場合の視覚性の認知障害というのは，単に受動的に後頭葉有線野から前方へ流れてゆく情報処理の問題としてだけでは理解できない。われわれが蓄積している意味というものを入力にどう割りつけるかという問題の障害とも考えられるわけです。

これはもう一歩進むと，幻覚の問題にもなるわけですし，もう一歩進むと妄想の問題にもなる。トップダウンの情報の処理の問題とボトムアップの情報処理の問題の整合性というのは，こういう知覚処理ではすごく面白い問題として出てきますね。

病態失認の解釈

河村 そういう考え方は初めて聞きました。それは先生，病態失認（anosognosia）の解釈なんかとも関連しないでしょうか。

山鳥 関連しますね，明らかに。たとえば病態失認にもいろんな解釈があるわけで，ボトムアップだけからの解釈，たとえば何度も引用しているDenny-Brownなどのamorphosynthesisという考え方だと，これはボトムアップの情報処理障害として見ているわけです。

でもこれだとたとえば，左麻痺の人に時々みられる余剰幻肢というやつ，第三幻肢のような症状はうまく説明できないわけです。実際に，たとえば左麻痺の人が麻痺した自分の手を見て，それを私の赤ちゃんだとか，誰か他人の手だとか，と主張するような事態があるわけです。

ところがそういう不思議な解釈が，その人の周りのすべての刺激に対して行われるかというと，そんなことはない。ほかのものには起こらないわけで，入力障害を起こしている対象に対してのみ起こる。ほかのことに対してはまったくノーマルなパーセプションです。

そうすると，先生が指摘されたように，こういう時にはトップダウンですよね。麻痺している手に対して，自分で勝手に何か解釈を割りつけてしまう。その割りつけのほうが，勝利を収めて，感覚領域から情報がこないという，そういうネガティブな情報に勝ってしまう。その結果，こうした幻覚的な解釈，あるいは妄想的な解釈が起こることになる。だから共通性があると思います。

河村 もう少し拡大して，先ほどの前頭葉機能と頭頂葉の機能との関連ということにもならないでしょうか。後方がボトムアップで前方がトップダウン。

山鳥 そういう可能性はありますね。やはり個体を維持するためにはトータルな立場というものがいつでもいるわけで，トータルな立場から判断するのと，分析的に下から上がってくる情報による判断との間に衝突が起こった時に，どちらが勝つかという問題は個体にとって非常に大事な問題だと思います。

トータルな判断のほうが勝利する場合には，やはりそれは幻覚になったり，妄想になったり，不思議な解釈をして平然としている状態になりうると思います。ボトムアップからの，障害についての欠損の情報のほうが勝

った時には，私の手は麻痺しているとか，私はよく見えないとか，音が聞こえにくいとか，分からないという正しい判断が勝利することになるのでしょうね。

大脳生理学的アプローチ

河村　先生が考え方の基底として重視なさっている大脳生理学的な視点ということを考えてみたいと思います。視覚生理学は現在非常に進歩している最中であると思いますが，臨床はそこまで行っていないのでしょうか。
山鳥　臨床はそこまで行っていないと思いますね。視覚生理学でも，私なんかいつでも大脳生理学に導かれて，という格好でものを考えているところがありますけれども，たとえば動物の生理学で視覚を処理する比較的独立な領域が，八つも九つもあるというような事実は，人の神経生理学からはほとんど出てこないわけです。

　出てこなければそれはないのかというと，やっぱりそうではなくてあるはずなんです。そういう事実を手がかりとして使って，統覚型か知覚型かというふうな単純で素朴な段階を乗り越えて，整理をし直していくことが，これからすごく大事ではないかと思いますね。
河村　後(次章)で述べますように，行為のモダリティには，パントマイム，身振り，模倣，道具使用がありますが，視覚性の失認から思い浮べることのできる視覚性モダリティは，たとえば顔とか，風景，物品，文字とかそういうことになろうかと思います。

関係の視知覚と形態の視知覚

山鳥　視覚でいちばん大きいのは，これもやっぱり基本的な大脳生理学になりますが，形と関係というのが，まずいちばん大きなパラダイムです。

形の処理に専従しているシステムと，形と形の関係の処理に専従しているシステムは違います。

ではその形の中にはどういう形があるかというと，先生がおっしゃったような非常に広い風景的なものから，非常に細かい相貌というふうなものまで，それから文字のような人為的に決められた記号まで，いろんなものがあります。

関係ということからいうと，われわれ個体と外界との関係という関係もあれば，われわれの手で扱えるタイプの小さい対象との関係もあれば，対象と対象の関係もありますよね。ですからそういう基本的な性質が，人間の症状ではどう現れているかということを見ていく必要があると思います。

広範な視知覚の領域

河村　われわれ臨床神経心理学をやっている者が第一に興味を持つのは，視覚性機能では顔や風景，文学などの認知障害です。それとは別に大脳の視覚機能が応じている刺激には，属性とでもいいますか，もっと要素的なものがあります。形態も属性の中の一つだと思いますけれど，先生がおっしゃった「形と関係」ということの背景にあるもっと要素的な視覚性の刺激があります。

形態以外にたとえば色とか，動き，明るさ，そういうような刺激の属性が当然あるわけです。運動視機能は最近生理学的にかなり内容が深まって，研究が進んでいるところだと思います。その障害例もまだたった2例ですけれども報告されています。

それから色の障害。これは昔から大脳性の色盲といわれて，症候としても結構しっかり確立していると思いますけれど，これらは，風景，顔，文字など視覚性の認知障害とは異なったレベルの視覚性の障害である。ちょっと違うというふうに考えたほうがいいのでしょうか。

山鳥　いや，それは違うのではなくて，たとえば運動視なんていうのは，いわゆる関係の視知覚と形態の視知覚をつなぐような，両者をブリッジし

ているようなそういうファンクションだと思いますね。ところが，色の場合は少なくとも形を見るための一つの属性だと思います。

再び画像の認知

河村　なるほどそうですね，色も形態を形作っている可能性があります。ここでもう一つ，前にもちょっとお話をうかがいましたが，先生のお仕事の中ではそれほど有名ではない，先生の研究の中ではどちらかというと地味なほうだと思いますが，世界で先生だけしか記載していない症候についてもう一度話題にします。

　それは画像失認，線画の失認ということです。この症候は形態と関係，先ほど先生がおっしゃった視覚性処理の内容の二つの側面ですが，その中でどういう位置を占めるんでしょうか。

山鳥　これは難しいですよね。基本的には形態視覚の障害に属するんでしょうが，病巣の部位と，今の大脳生理学の知識から考えると，ああいう絵の部分は見えているけれども，全体としては見えていない。見えているけれども，まとまりとしては見えていないというのは，形と関係とやっぱり両方の機能を使わないとうまく統合できないような，そういう機能の障害を表現している可能性はあるかもしれませんね。

河村　もう少し単純に，三次元化できないという症候かなという気もするんですが，先生はいかがでしょう。

山鳥　それはありうると思いますね。目の前にあるものをわれわれはどちらかというと，たぶん三次元化して解釈して，それで理解しているということがあるとすれば，面のものを三次元に構成できないということが，面のものをまとめられないということとつながっている可能性はあるかもしれませんね。

河村　大脳生理学では object vision, spatial vision というのがあって，今までの話は主としてオブジェクト・ビジョンの話でしたが，線画，画像

を認識するのはおそらくスペーシャル・ビジョンの処理が多少必要だろうと思います。

山鳥 それは十分考えられますね。

河村 先生の症例は，いわゆる従来の視覚性認知障害症例のように側頭後頭葉に病変があったのに対して，もっと上，たぶん頭頂後頭葉ですね。

山鳥 だから私の症例なんかも，統覚型，知覚型という，まさに古いパラダイムに縛られて解釈してしまっています。あの症例はずいぶん前ですから，今さら調べられませんが，あまりとらわれずに見ていくべきだったと思いますね。

第4章
行為を司る脳の仕組み

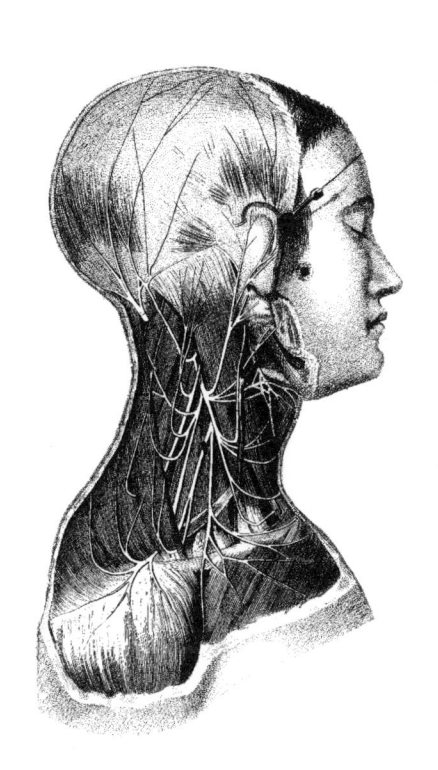

96　第4章　行為を司る脳の仕組み

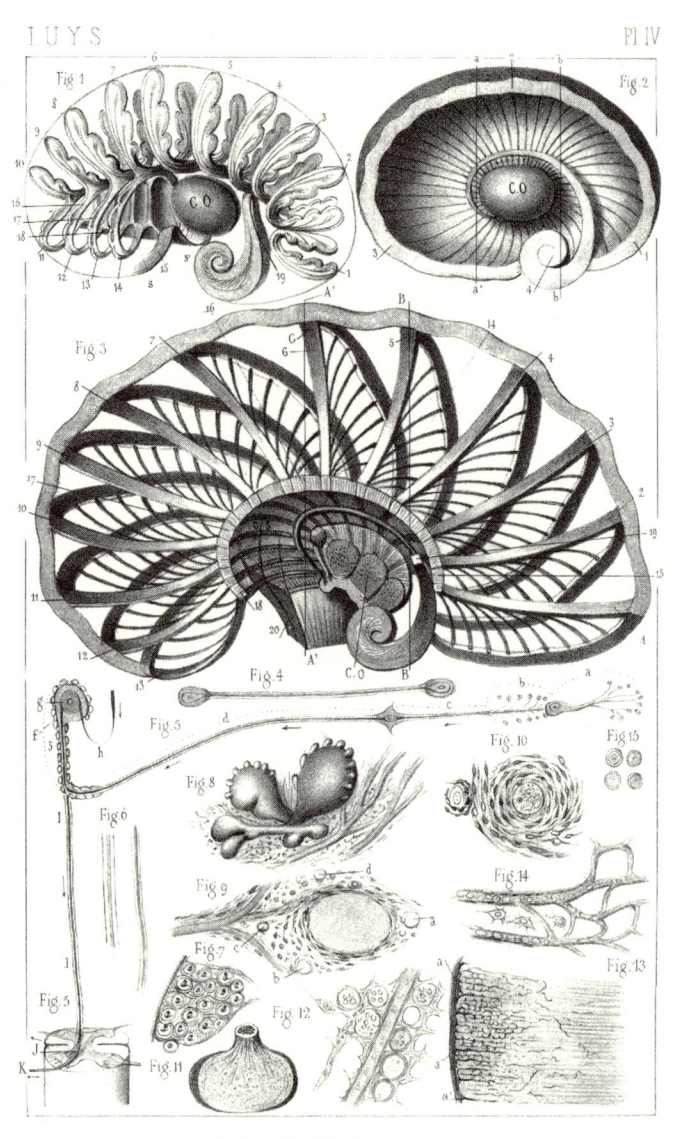

大脳の線維連絡（Fig 1.3）

行為の構造

河村 記憶は辺縁系の機能であり，辺縁系と大脳皮質とが関連する機能でもあると考えることで記憶の脳内機構が理解しやすいことが分かりました。それから次に言語，左脳・右脳の問題と漢字と仮名の脳内機構などについてもお話いただきました。視覚性認知についてもうかがいました。

次は行為です。人と人とのコミュニケーションにいちばん大きく関連するのはやはり言語機能だと思います。そのほかにも様々なコミュニケーションを司る機能があって，受容面で重要なのは視覚性，聴覚性，体性感覚性の認知ということだと思います。それらの機能障害というのは「失認」と呼ばれていました。

それに対して，表出面である行為とか行動の高次機能障害が「失行」と呼ばれてきたわけです。認知と行為・行動との関連が人と人とのコミュニケーションを司っている脳の仕組みのように思えますが，いずれにしても行為・行動は神経心理学の非常に重要なテーマだと思います。その点について，少し大雑把な質問かもしれませんが，先生が感じられていることをお話しいただきたいと思います。

感覚脳と運動脳の統合

河村 私の考えを先に言います。大脳を左右ではなく前後で2分割して，中心溝より前を運動脳，中心溝より後ろを感覚脳として考えるのが，行為・行動の機構を理解する上でうまい考え方だと思います。感覚脳には少なくとも三つの領域があって，一つが側頭葉，それから頭頂葉，もう一つが後頭葉です。側頭葉の役割の基本は聴覚機能，それから頭頂葉の基本的な役割は体性感覚であり，後頭葉の役割はすべて視覚である。

実際はこのように単純ではないのですけれど，これらの感覚入力が連合・統合されることによって，高次の機能がはぐくまれ，それが運動脳で

ある前頭葉に働きかける。そして行為・行動の遂行に至るという，基本的なモデルが提示できると思いますが，先生はどうお考えでしょうか。

行動発現の基盤

山鳥 大脳のどのような働きが行動として表現されるかについては，いくつかの考え方があると思います。まず，大脳辺縁系のような記憶とか感情を司っている領域があって，その上に知的な領域が積み重なり，さらにその上に行為の領域が積み重なるというふうに，心の構造をヒエラルキーとして捉えることができる思います。

もう一つの考え方は，左の大脳半球と右の大脳半球が，どういう関係にあるか。大雑把な言い方をすると，左の大脳半球がある種シンボルを処理する，右の大脳半球は左のシンボル処理を可能にするような機能を担っているという捉え方です。つまり左の大脳半球と右の大脳半球とのバランスの上に行動が成立しているというのが，二つ目の基本的な認識です。

三つ目が今先生が示されたように，中心溝というものを機能的な境として，中心溝よりも後方の領域と，中心溝よりも前方の領域の機能的バランスの上に，行動が制御されているという考えです。中心溝よりも後方の領域が基本的には入ってくる情報を処理する系であると。中心溝よりも前方がそういう入力され，処理された情報を行動に変換する系であると考えるわけです。

前頭葉と頭頂葉

山鳥 たとえば，こういう考えで行動を理論化したのはボストンのDenny-Brown です。彼は膨大な臨床観察と，膨大な動物実験に基づいて大変興味深い理論を提唱しています。基本的には彼の場合は頭頂葉ですけ

れども，頭頂葉を中心とした系が外界の情報を処理していると。それから前頭葉が個体を全体として統御していると。たとえば頭頂葉が破壊された猿は，いろんなことに拒否的になるというか，すべての刺激から遠ざかろうとして，たとえば檻の隅のほうに引きこもってしまうというふうな行動が観察されるわけです。

前頭葉が破壊された猿というのは逆にどうなるかというと，まったく見境もなくいろんな刺激に接近しようとする。実際，たとえば前頭葉損傷の人では，そういう傾向が昔から観察されていますね。いろんな刺激が入るとすぐそちらへ接近していくとか，あるいは言語でいうと刺激があると反響的に繰り返してしまうとか，あるいは食事を置いておくと，すぐに食べてしまうとかですね。どっちかというと前頭葉が破壊されると，抑制がなくなって刺激に支配される。

こういう臨床観察は以前にもあって，たとえば Kurt Goldstein は，前頭葉損傷の人は刺激に反応しやすい（stimulus-bound）と言っています。前頭葉病巣の一つの特徴は，環境に支配されやすくなるということです。一方頭頂葉病巣の場合には，たとえば Denny-Brown は，あんまりこれは広く認められていませんけれども，刺激に接近するというよりは，刺激から逃げようとする。それは逃避反応と呼ばれているわけです。逃避反応が起こりやすいのが頭頂葉損傷だと主張したわけです。

頭頂葉損傷で，そういうある種拒否的な反応が出るということは，逆にいうと頭頂葉が損傷していなくて，頭頂葉が健全な時には，積極的に環境に接近しようとする働きを持っているということになる。前頭葉が壊れた時には，簡単に環境に支配される。刺激に支配される。

たとえば，もっとベーシックな水準で言いますと，われわれがよく知っているように，前頭葉内側面損傷で強制的な把握現象が起こる。つまりこちらの手を相手の手のひらに置くと，握ってしまって離さない，あるいは本能的把握反射だと，そこに手を近づけると握ろうとする。

これも Denny-Brown たちの仕事です。刺激に対してすぐに反応してしまう。前頭葉損傷で刺激に対して反応しやすくなるということは，健全

な前頭葉は，刺激に対して，ある種距離を置いて，これは反応すべきか，反応すべきじゃないかということをみようとする働きを持ってるということになりますね。

環境から距離をとるのか，環境に接近するのか

山鳥 頭頂葉を含めてもう少し話を広げますと，先生がいま言われたように，中心溝から後方の領域というのは，情報処理のために特化している，聴覚的な情報を処理する。体性感覚的な情報処理をする。視覚的な情報処理をする。そういう情報を集めて，記憶に持ち込んでいく。言語も含めて，情報の処理に特化しているということは，逆にいえば環境入力に対して親和性を持った構造だということがいえます。

それに対して前頭葉というのは，破壊されると過剰に刺激に反応するようになる。たとえば，道具があったら使ってしまうとか，ベッドがあったら寝てしまう，環境刺激に対してブレーキが効かなくなっていて，習慣的に反応してしまう。

逆にいうと健全な前頭葉というのは，個体を環境から守る。環境の支配から個体を守るために，個体の行動を抑制する働きを持っていると考えられる。

Denny-Brownによれば，前頭葉は基本的には環境から距離を置く働きを持っている。頭頂葉は基本的には環境に対して探索的な働きを持っている。前頭葉の，環境からなるべく遠ざかって個体を守ろうとする働きと，頭頂葉の，環境を探索しようと，環境に接近しようとする働きと，相反する二つの働きが，一定のバランスを保つことによって，個体の自由な行動が可能になるというわけです。頭頂葉と前頭葉とがある種バランスをとって，個体の統一性を保っているというのがDenny-Brownの理論です。

行動理解の三つの軸

山鳥 こういう考えからいくと，いろんなものにある種の整合性ができるわけです。情報を取り込むためには，環境に接近するという働きがどうしてもいりますし，環境に接近するだけでは個というものを保全することができませんから，個を保全するためには刺激からワンクッション距離を置く。それは前頭葉がやっている。前頭葉と頭頂葉の前後のバランスで行動が保たれている。つまり，階層として行動を理解する軸と，左右の均衡状態として行動を理解する軸と，前後の均衡状態として行動を理解する軸と，三つの考えの軸がある。

　どれも大事だと思うんですね。こういういろんな構造の仕掛けがからまりあって，環境から独立した，自由な行動が可能な，有機体が成立するといえるんじゃないですかね。

河村 先生のご意見をいちばん最初に知ったのは，先生と森先生がたぶん1980年代の初期だったと思いますけれど，『臨床神経学』で道具の強迫的使用という現象を記載し，その論文にSeyffersとDenny-Brownの論文が引用されていたのを読んだのが最初でした。その時の先生方の考え方，Denny-Brown，Seyffersの論文の考察が基底にあると思いますが，その考え方は基本的に今でも変わらずお持ちですか。

山鳥 そうですね。Denny-Brownの考えは今でも妥当性を持っていると思いますね。それで全部の説明がつくということではまったくないわけで，ほかにも左右の問題もあれば，辺縁系から積み上げた階層的な問題もあるし，いろいろありますが，基本的に情報を処理する系と，個体を統一して，一つの個体として保っていく系というのが，中心溝を境にして前と後である種の拮抗状態を実現してるというのは，すごく大事な見方だと思いますね。

コミュニケーションを司る脳

河村 脳というのは，自己を環境に適応させるためにあると思っていま

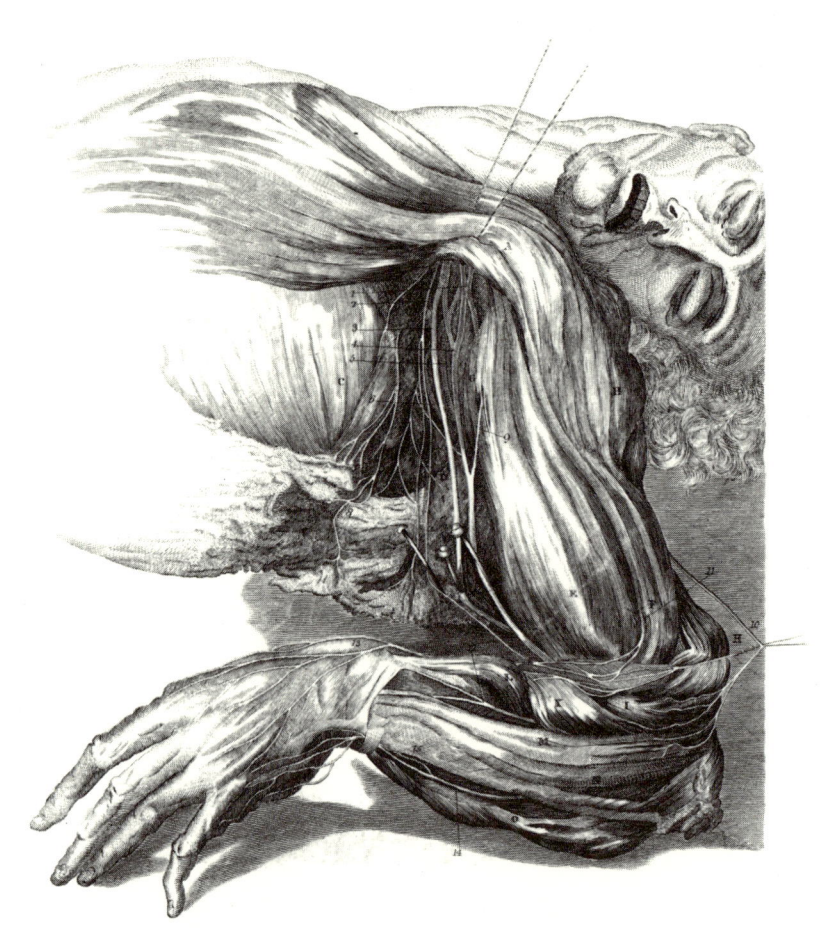

上肢の神経支配 大胸筋を持ち上げてあるので腋窩を走行する末梢神経の詳細がよく分かる。

す。その環境の中には他人という刺激も当然入るので，その意味でも，脳は人と人とのコミュニケーションにおいて非常に重要な役割を果たしていると考えざるを得ないと思います。

　今のお話の中で，頭頂葉というのは中心溝より後ろですから，後方部分の大脳が環境からの入力に親和性を持っていることは認めますが，一方で失行という名で行為の障害が古くから知られています。失行はいくつかのタイプに分かれていますが，中核になるのは観念運動性失行です。大脳後方の，つまり入力側の障害でこういう障害が起こることについて先生のお考えをお聞かせください。

行為と行動

山鳥　まず，行動と行為を整理して考える必要があります。行動は環境に対する個体の全体的な反応で，行為というのはもう少し水準の低い概念で道具の操作能力，あるいは身体部位の操作能力みたいなものを問題にする時に使う概念だと思います。失行はこの行為の障害を問題にしているわけです。

　たとえば手で何かを操作するとか。片方の足で何かを操作するとか，両方の足でもかまいませんけど，それは個体全体として環境に向かっていくということではなくて，個体の一部を自分の道具としてどう使うかという問題を扱うときに，行為という言葉が使われていると思いますね。

　そうすると，行為がどう侵されるかというと，いま先生が言われたように失行という形で侵される。つまり，自分でやろうとする行為ができなくなる状態ですね。これには古典的には，観念性失行とか，観念運動性失行というふうに呼ばれてきたわけですが，私はこういう言葉にあまりとらわれないほうがいいと思っています。

　行為というのは非常に複雑なもので，様々な水準で障害が起こりますから，それを臨床で失行というふうにまとめるのは診断的には便利なんです

が，行為のメカニズムを見ていくときにはどうもまとめすぎて，よく分からないところが出てくるわけです。

行為の様々な水準

山鳥　行為が解体された状態が失行ということになるわけですが，それにはいろんな水準の障害が混じり込んでいる。たとえば指のパターンを自由自在に操れない。指できつねのパターンを作るとか，あるいは人を指さすようなパターンを作るとか，いろんな指を使って指の自由な運動を作り出す。これができなくなるのも，もし麻痺が原因でなければ，ある種の行為の解体です。

　そのほかに，手を使って信号が送れなくなる場合もある。たとえば「さようなら」というサインが送れない。あるいは「おいで，おいで」というサインを出せない。言葉を言えない人だと，お茶を飲みたいときに，お茶を飲む真似をすれば，「あ，そうか」というふうに周りの人がお茶を持ってきてくれるとか。煙草が吸いたい時に煙草を喫う真似をすれば，煙草を持ってきてくれるというふうに，自分の行為を信号として発信する行為，これができなくなる。信号行為の障害とか，象徴行為の障害とかということになりますが，そういう水準での行為の障害もある。

道具使用の障害

山鳥　それから，もう一つの水準としては道具というものが使えなくなる場合があります。道具が使えなくなる場合に，たとえば櫛をどうやって使っていいか分からない。櫛は分かっているけれどもどうやって使ったらいいか分からないという，単一の道具が使えない場合もあれば，マッチと煙草があった場合に，マッチ箱からマッチを出して，それをマッチ箱の側に擦りつけて，火をつけて，煙草の先に持っていく。同時にその煙を口に吸い込んで，火をつけるという一連の行動がうまくいかないというのも道具

使用の障害です。

　こういういろんな行為の解体の水準があるわけで，これは全部，それに合わせて，たとえば指のパターン構成の障害とか，あるいは信号動作の実現の障害とか，象徴動作の実現の障害とか，単一道具の使用障害とか，複数道具の使用障害とかというふうに，全部それぞれの水準に合わせて，整理していく必要があると思うんです。

後方脳の障害

山鳥　これらは基本的には，先ほどの話の脈略から言いますと，いずれも情報処理系の障害と考えていいわけですね。自分である種の情報を送り出す時にそれを作り出せない。それは一見運動の障害のように見えますけれど，そうではなくて，自分の中で情報を組み立てることの障害ですから，この種の行為の解体が起こるのは，基本的には中心溝よりは後方，頭頂葉の損傷が多いわけですが，必ずしも頭頂葉とはいえない。後頭葉にかかってくる場合もある。それで，後頭葉にかかってくるほど，道具使用の水準に強い障害が出てくる。そして，体性感覚野に近いほど，どちらかというとパターン的な構成ができない，ということはあると思います。

　いずれにしても自分の意図に従った運動を行為として表現できないというのは，やはり情報処理脳の問題，後方脳の問題と考えてよいと思います。

道具の強迫的使用

山鳥　逆にまとまった行動をうまく管理できない，この前にも少し出てきましたが，運動はできるんだけれど，その運動をうまく管理できない。必要な時に必要な運動が発現できなくて，不必要な時に運動が出てしまうとか，運動は出るけれども，必要な時にそれを抑制できないとかですね。そういう環境に支配された格好で，意図もしないのに行動が起こってしまうというようなことはどちらかというと前頭葉，特に内側面の損傷で，そういうことが起こりやすい。

先ほども少し触れましたけれども，道具の強迫的使用というような現象は，道具使用という行為能力は解体されていないわけで，行為能力としては全部残ってるわけですが，その行為が不必要な状況で発現される。抑制ができない。これが，中心溝より後方の場合の行為の障害と，中心溝より前方で起こる時の行為の障害，もちろん中心溝より前方といっても，運動野は別ですが，運動野をはずした，もっと前方の場合の行為の障害との基本的な差ではないでしょうか。

前方病巣でみられるのは可能な行為能力の「管理」の障害と考えるとわりあい分かりやすいところがある。後方の病巣の場合は可能な行為がなくなる。行為そのものがうまく組み立てられないという，そういう差があるといえるんじゃないですかね。

前頭葉と行動

河村 行為障害の二つのタイプのお話はとても分かりやすかったです。前半部分の頭頂葉病変による，行為をうまく「管理」できない失行という症候は1900年から1920年にかけて，Liepmannが非常に重要な仕事をいくつかして，失語と同じくらい昔からある症候概念です。後半の前頭葉病変による行為や行動をうまく「管理」できない症候は，先生たちの発見が世界的にみてもいちばん早かったということができると思います。1980年代の始め，失行の発見よりおよそ6，70年遅れているわけですけれども，なぜ前頭葉病変による行為障害という症候の発見が遅れたのでしょうか。

症状を見る眼

山鳥 それはどういうのかな，物を見るときの方法論が物を見る見方を決めているということがあると思いますね。だからもし失行という臨床概念が成立すると，失行を探すという臨床の目は養えますが，今度は失行でないものを異常として見る目というのを養えないという，われわれ人間の持

っている決定的な弱みというのはあると思うんです。

　ですからたとえば道具の強迫的使用などでも，これは現在兵庫脳研にいる森君が見つけたわけですけれども，これは問題だと，これは変だ，パソロジカルだと気がついて，それを症状と見たというところが重要ですね。症状そのものは昔からあったわけですから，あっという間に結構たくさんの類似症例の報告が出始めたわけです。

　ということは，今まで誰もが見ていたわけだけれども，それを異常とは考えなかったのかもしれないし，異常だと思っても，どう整理していいのか分からなくて，そのまま放置してしまったのかもしれない。

　失行という言葉をもっている場合には，失行症をわれわれは記載する力があるけれども，失行という知識だけで症状をみてみると，道具の強迫的使用を記載する力がなくなるわけで，臨床を見る目というのは，それまでの蓄積，経験に支配されているところがすごくあると思います。

　今までの見方にこだわらずに，ものがどれだけ見られるかというと，これはもうすごく難しいので，たまたまそういう新鮮な目がある場合には見つかるけれども，通常はあっても見えないということではないでしょうか。

河村　一つの新しい症候が紹介されると，その後に類似の症例があちらからもこちらからも次々に報告されます。今までなぜ報告されていなかったのかと思うくらいたくさん出てきます。

　それからもう一つ，その新規の発見というのが，ほぼ同じ時期になされるということがよくあります。先生方の道具の強迫的使用と非常に似た現象が，フランスのLhermitteによってutilization behavior, imitation behaviorと呼称され，それぞれ日本語で使用行為（利用行動），模倣行為（模倣行動）と呼ばれています。これらの症候と道具の強迫的使用との関連はどうでしょうか。

利用行動と模倣行動

山鳥　僕はすごくあると思うんですね。それでLhermitteの症例が報告

された時に，われわれは手紙を出したわけです。われわれはこういうのを記載していると。残念ながら日本語ですが，と。利用行動の病態を説明するのに，彼らも Denny-Brown に依拠していたわけで，われわれの考察と根本的なところでは矛盾しなかったわけです。ところが残念ながらあんまりちゃんとした返事はくれなかったんじゃなかったかな。

　環境が個体の行動を支配する。刺激が個体の行動を支配するというのは非常に重要な病理現象で，言語行動などでもみられます。Goldstein のいう刺激依存性ですよね。私はそれを状況依存性と把握して，以前私の著書にも書いたことがあります。

　状況依存の個体行動，それは Denny-Brown が言うように，前頭葉損傷のために頭頂葉の働きが強くなった状態です。たとえば Lhermitte たちが見つけたのは，個体全体のビヘイビアが環境に依存した行動の異常，道具の強迫的使用の場合は個体全体じゃなくて，右手の行為だけが環境に依存しているというふうに個々の症例の違いはありますが，状況が個体の行動を支配しているという大きなところでは，この二つの現象は類似の構造をもっていると思いますね。

行為と認知

河村　基本的には同じ現象かもしれないですね。それは僕も同様に考えています。行為と，それに関連する認知の問題をいつも考えているんですけれども，昔，秋元波留夫先生が『失行症』という本の中で，「失行認」という言葉を使いました。たとえば視覚性の認知機能を検査する場合にも，基本的には対象の行為を通してしか見ることはできないわけで，行為と認知というのはなかなか区別しにくい面があると思います。

　先生も前に palpatory apraxia という，ある意味ではちょっと矛盾のある用語を使って，肢節運動失行類似の現象を発表なさいました。触知失行と日本語で言いますけれど，体性感覚と手指の行為との連合が障害され

て，うまく物をつまむことができない，手の指の形を作ることができないというような症状です。

症候内容のどこからが行為障害であって，どこまでが認知障害であるのかということを区別することが，とても難しく感じますが，その点はいかがでしょうか。

「失行認」という概念

山鳥 それはすごく難しいですね。最初の言語の問題に戻るわけですが，たとえばわれわれが音韻を表象として操る場合。頭の中で音韻を想い浮かべて人の名前を思い出すとか，歌を思い出して暗唱するとか，あるいは人の会話を思い出してという時に，これは本当に聴覚だけを操作しているのか，サブボーカルに運動も入っているのかという問題ですね。

この問題は理論的には知覚と運動という大脳の領域があるわけですから，分けるべきだし，分けられるはずだという方法論的な要請はあるわけですが，実際の心理的な体験としては，分けられそうで分けられないところがあります。

すでに Wernicke が，音韻というのは運動的な記憶と，感覚的な記憶とが一つの連合を作っているのであって，それ以上には分けられないということを言ってますね。それから同じころに Jackson が sensory-motor というものは分けられない，あるレベルまでは分けられるけれども，あるレベルを越えるとセンソリモーターというのは一つのコンプレックス（複合体）であって，分けられないということを言ってるわけですが，その問題はいまだに解決されていないと思いますね。

ですから「失行認」というのは極めて妥当な考え方であって，たとえば Hécaen なんかも構成失行に apractognosia という考えを使っているわけですね。失行と認知障害が分離できないから，失行認という言葉を使うわけです。

細かくテストしていけば，どこまでは知覚の障害で，どこからは運動の障害だということで，あるところまではいくわけですが，遂には分からな

くなる段階があるわけです。たとえば，われわれのところの大学院生が，立体のコピー，正確には透視立方体のコピーをアルツハイマー病の人にたくさんやってもらって，基本的な障害はどこにあるかということをみようとしたんです。

運動の要素を含んだ心理表象

山鳥 そのキューブのコピーのやり方，手順をビデオを再生しつつ，丁寧に調べているわけです。知覚の障害があって，キューブというものをキューブとして見ていないためにコピーができないのか，それともキューブは見ているけれども，運動の段階で実現できないのかというのを区別するのが非常に難しいですね。キューブかキューブでないかというのは分かってる場合が多いのです。「これは立方体です」とか「これは箱です」とかは言えるわけです。

　ところが，実際に描くときには面だけを描く。一つの四角を描いて，そのあともう線が足せなくなってしまうとかというふうに，停滞してしまう。その場合に，では運動が悪いのかと結論できるかというとそうはいかない。運動が悪いわけでは決してないんで，四角は普通に描けるわけですから。

　やはり立体をどのように表現するかというある種の認知機能の障害なわけです。それをアプラクシア（apraxia）とかアグノジア（agnosia）という言葉で表現しようとすれば，アプラクト・グノージア（apracto-gnosia）という表現にならざるを得ないわけですが，とりたててアプラクシアとかアグノジアという言葉を使って表現する必要はまったくないわけで，立方体を再生する認知能力の障害という事実を分析していけばいいだろうというふうに思います。

　センソリモーター・コンプレックスという言い方自体，われわれの思考様式がすべては知覚か運動かと，単純化されてしまっていることのあらわれかもしれないですね。センソリモーター・コンプレックスそのものが心理表象である可能性はあるわけです。パッシブな入力的な要因だけで心理

表象が作られると考えるのは、ある種の幻想である可能性もあるんです。それが動きのある表象になるためには、必ず運動要因も含んだ格好で心理表象というのは、形成されている可能性というのは十分にあると思います。

アクティヴ・タッチとは

河村 先生の palpatory apraxia の考察の中に出てきますけど、アクティブ・タッチ（能動的触覚）というような考え方ですね。

山鳥 アクティブ・タッチというのは、Gibson という人の考えですけれども、この場合も触覚の中にすでに運動が入っているという考え方です、触覚というのは単にパッシブな感覚ではないと。触覚も本人のアクティブな意図が働いた時に、初めて外界を探索する道具となりうるわけで、触覚性の何かをパッシブに与えられただけで、それが何かだと分かるというのは極めて限られた能力で、あまり強くない。「何かでないかもしれない、これであるかもしれない」という、こちらからの仮説があると、探りに運動の要因が入ってくる。そうするとより正確な判断が可能になる。

　予想を加えて探るときには、アクションという格好で触覚が動く。その考え方を palpatory apraxia に応用したわけですね。アクティブ・タッチというような考えは、視覚に対してはアクティブ・サイト（active sight）ということもあるでしょうし、聴覚に対してはアクティブ・ヒアリング（active hearing）ということもあるでしょうし、われわれの意図を含んだ格好での認知機能を考える場合、大変重要な考え方だと思いますね。

河村 アクティブ・ヒアリングとか、そういうのもあるわけですか。

山鳥 それは英語でいえば、look という言葉があるし、listen という言葉があるわけで、see と look を使い分けていますよね。hear と listen では意味が違うというのも同じことですね。

リープマンと失行

河村 失行の機序について，最近いろいろな立場からの提唱があります。先生がお考えになっている失行の機序，もう少し広く行為障害としてもいいかもしれませんけれど，それについてお聞かせください。

大脳生理学を組み入れた新しいパラダイムを

山鳥 失行というのは，非常に古い概念で最初まで戻れば，19 世紀の後半になるわけですが，Liepmann から始めたとしても，1900 年ですから，ほとんど 1 世紀経っています。問題は今でも Liepmann に戻らないと失行の話が始まらないことです。つまり，1 世紀前の問題提起が今なお解決していないということなんですよ。それは Liepmann がすごかったとも言えますが，われわれが力不足だとも言えるわけです。

　失行という言葉は行為の障害ということで，最初の概念としてはよかったと思うんですが，現在のように大脳生理学が非常に進歩してきて，運動の大脳機能が細かく研究され，解明されてくるようになりますと，行為障害をたった一つの概念，失行という概念だけで絞って考えるという考え方はいろいろ無理があります。やはりわれわれのほうに怠慢があるのではないでしょうか。Liepmann が偉すぎたというより，われわれのほうが，新しいパラダイムを作り上げていないと考えたいですね。

　たとえば Liepmann は，行為の障害を肢節運動失行（limb-kinetic apraxia），観念運動性失行（ideomotor apraxia），観念性失行（ideational apraxia）という三つの病態に整理したわけですが，実際にわれわれが見ている臨床症状がそんなにきれいに分けられるかというと，なかなかそうはいかないわけです。

　この場合も，言語症状の場合や記憶障害の場合と同じように，臨床の症状に忠実に病態を整理していくことが大事じゃないかと思います。その場

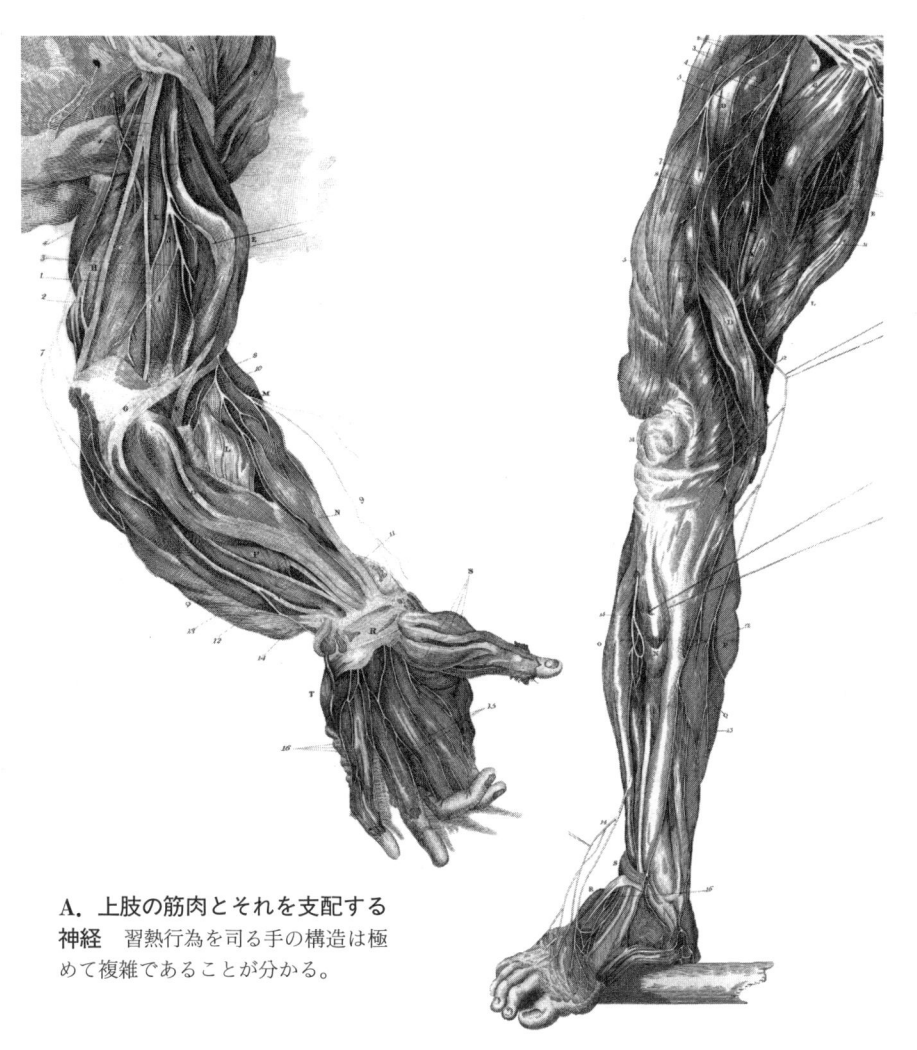

A．上肢の筋肉とそれを支配する神経　習熱行為を司る手の構造は極めて複雑であることが分かる。

B．下肢の筋肉とそれを支配する神経　下肢も手と同様に複雑な構造をしている。

合にガイドラインになるのは、もちろん症状ですけれども、もう一つ大脳生理学の最近の進歩というものを組み入れていく必要があると思います。

肢節運動失行

山鳥 たとえば、これは河村先生のほうがお詳しいので、私が話すことでもないんですが、肢節運動失行という概念がありますね。しかし、現在欧米では廃棄されてしまった概念になってしまっています。もともと、Liepmann が最初に言ったのは、本来的な運動の上に、学習され、積み上げられていく熟練した運動があるはずで、その部分だけが壊れると、運動遂行能力は残っているけれども、熟練した運動はできなくなるであろう。それが肢節運動失行であるということです。

　で、問題は熟練した運動ができなくなるというのはどういうことなのか？　ヨーロッパの人たちが考える、あるいはアメリカの人たちが考えるように、本当に錐体外路症候群の非常に軽度なもの、あるいは錐体路症候群の非常に軽度なもの、つまり基本的にはそれは運動執行器官自体の軽度な損傷の表われにしかすぎないので、学習された運動能力の障害などというものではないのではないかという問題提起があるわけです。本当にそうあっさり割り切って考えてしまっていいのかというと、やはりそうではない。

　大脳生理学が教えるところでは、熟練すると大脳の運動皮質の領域が広がるとか、あるいはあまり使わないとその領域がまた狭まるとか、非常にダイナミックな運動皮質の反応がある。そういうことからいえば、単に執行器官の問題だとは割り切れない。

　やはり熟練度と関係した臨床症状というのはあってもいいんじゃないかと思います。肢節運動失行という状態はやはり臨床症状としてはあるんじゃないかと、私は思うわけです。肢節運動失行についてのペーパーは、最近は日本からの仕事が多いわけですが、やはり Liepmann は偉かったと

いうことが一つと，われわれが怠慢であった，ということと二つを合わせた問題がここにはあるように思います。

ではそのような病態に失行という言葉を使うべきかどうか，というのはまた別の問題になります。私は昔，それに拙劣症という非常に記述的な名前をつけることを提唱したことがあります。名前はどちらでもいいので，そういう熟練した行動だけが障害されてくる場合が症状としてありうるということは強調しておいたほうがいいと思っています。

パラダイムの呪縛

河村　Liepmann の古典的な失行の中で，肢節運動失行のお話をうかがいました。次に観念運動性失行と観念性失行です。この二つのうちで観念運動性失行のほうは，比較的理解しやすい症候だと思いますけれど，観念性失行のほうに問題があります。その点を先生はどういうふうにお考えでしょうか。

山鳥　観念性失行というのも，肢節運動失行と同じですごく問題があります。たとえば Geschwind 先生は，観念性失行という病態を認めない立場です。失行は観念運動性失行が一つだと，失行といえば ideomotor apraxia であって，ideational apraxia というのは単にコンフュージョンの一つの症状にすぎない，あるいは知的な能力の崩壊の一つの表われである。だから選択的な独立の症候として，系列的な行動の障害などというのはない，というのが彼の立場です。

しかし，そうとは言い切れない。その場合に，観念性失行を考える場合も，観念運動性失行を考える場合もそうですが，まず最初に定義ありで話が始まるから，事がややこしくなると思います。

観念性失行という症候がまずあって，その観念性失行というのはこれこれこうだということで，症状を整理していくのでは，いつまでも Liepmann のパラダイムに縛られたままで，そこから逃れられないわけです。

観念運動性失行も，観念運動性失行という症候でスタートすれば，それはLiepmannが定義した観念運動性失行とはこういうものだという縛りから逃れられないわけで，まず定義ありきからスタートして，症状を理解するのは，本末転倒だと思いますね。

やっぱり始めに患者があり，患者が示す症状がある，というところからスタートする必要があります。

指の表現・手の表現

山鳥 ですから実際は，たとえば指のパターンをイミテイトする機能がどこにあって，どういうメカニズムがあれば，それが可能になるかとか。どういう領域が損傷されれば指のパターンの自由な動きが悪くなるかとかをそれぞれ整理してゆくべきです。

あるいはわれわれは言葉だけじゃなくて運動を使って意味を伝達していますね。それがジェスチャーとかパントマイムとか呼ばれているものですが，そういう運動を使って意味を伝達するという行為がある。ある種の身体言語といってもいいわけですが，こうした身体言語がどういうメカニズムによって作り出され，伝達されるのかをそれ自体の問題として整理する。

たとえば「さよなら」というふうな単純なことででも，これは100人100様の「さよなら」の手の振り方があるわけです。でもその「さよなら」というのが，その手の振り方で表現されているわけですよね。これは指のパターンをどのように組み立てる能力があるかというのとはまた別の能力です。

運動を通して，ある社会で決められたジェスチャーを表現する能力というもの，これはこれとして，一つの行為能力として調べていく必要があるわけです。それがどういう大脳メカニズムで実現され，どういう大脳損傷でやられるのか，やられないのか，ということもきちんと調べあげてゆく必要があります。

行為障害の大脳メカニズム

河村 先生は行為の内容を，パントマイム，身振り，それと模倣，もう一つ道具使用とにお分けになりました。私も先生のご意見に基本的に賛成です。そして，これらの行為内容の選択的な障害というのが，脳のどこか，ある部分が障害されて起こるということが，まれではありますがあります。しかし，身振りに関係している場所がここであるとか，それから模倣行為に関係しているのがここだとか，道具使用にはここが関係している，そんな場所はないのではないかと思います。そのことについてはいかがでしょうか。

道具使用にみる複雑なステップ

山鳥 それはまったくその通りだと思いますね。たとえば道具使用ということに限っても，道具を使うためにはいろんなステップがあるわけです。道具をまず見る必要があるし，それが道具であるということを知る必要がある。

道具であるということを知ったあとで，その道具がどういう目的で使われるものかという，道具のいわば機械的メカニズムを想起する必要がありますし，それに合わせて道具を把握する必要がありますし，把握するためにはその道具へリーチする必要があります。

把握すれば，今度はその道具を何に対して使うのかを想起する。道具は道具だけでは決して道具にならないので，使われる対象があって初めて道具になるわけです。ですから，その把握した道具を何に対して使うのかを想起しなければならない。その時にもまた，ある種の機械的な知識がいるわけで，どのように使えば効果が実現できるのかということを知っていなければならない。非常にたくさんステップがあるわけです。

ですから，言語の場合と同じで，どのステップが障害されても，現象的

にはその結果である道具使用障害が起こるわけです。逆にいえばそれだけのステップがすべて一カ所で障害されるなどというようなことはありえないわけですから，やはり言語と同じように，道具だっていろんな領域を動員して道具使用を実現しているのだろうと思います。

　現にわれわれのところの大学院生が観察した症例ですが，非常に広範な左の側頭葉から頭頂葉の病巣がある人で，道具の把握過程だけに障害がみられたことがあります。ほかのことには障害が起こっていないわけです。ですから，道具使用のそれぞれの過程が，それぞれ独立の神経基盤を持っている可能性は十分にあると思います。先生がおっしゃるように，どこか一カ所だけで道具使用障害が起こるとかいうことではないんだろうと思います。その使用のどのステップがどこでやられるかというところまで整理を進めてゆく必要があるとは思いますね。

河村　そういう整理というのは，もうすでに臨床神経心理学的な立場からなされているんでしょうか。

山鳥　いや，まだそこまでいっていないと思います。でも，その方向への試みはたぶん始まっていると思います。それも最初に言ったように，大脳生理学のほうの進歩に導かれたところがあると思うんです。

　たとえばリーチングのようなごく簡単なことにしましても，リーチングのメカニズムにいろんなファクターが入っているということを大脳生理学が明らかにしてくれたからこそ，臨床のほうでも整理が進んだ点がありますね。

　しかし，残念ながら道具使用ということになりますと，なかなか動物の生理学からでは入れませんから，これは人間でしか整理できないでしょうが，同じように一つ一つステップを整理して考えていくという基本的なアプローチというのは，始まっていると思いますけどね。

非古典的失行

着衣失行

河村 Liepmann の提唱した三つの失行型についてのお話をうかがいました。Liepmann 以後，着衣失行，構成失行それに，口舌顔面失行も Liepmann 自身の論文にはなかった病型だと思います。それから特に言語治療士の方々は発語失行という言葉をしばしばお使いになる。そういう古典的な失行以外の失行症状について，先生はどのようにお考えになりますか。

山鳥 着衣失行ですが，着衣失行が右半球で起こりやすいという事実がありますね。これだけでもすでに今まで述べて来た古典失行の症候とは同列に論じられないことは明らかです。

その右半球で起こる着衣失行が，どういう病態を表現しているのかということになると，これもやっぱりよく分かっていない。われわれも着衣失行の純粋例を経験したことがありますが，何が原因で着衣失行を起こしているのか，ということになるとどうもはっきりしない。その場合，原因というか，発症メカニズムを求めてわれわれが何をやっているかというと，症状と症状の間のコリレーションをとっているわけです。

いろんな症状を見て，いろんな症状とコリレーションをとって，それで構成障害とどうも関係がありそうだというようなことを考える。ところが，構成障害があったって，着衣失行が出ない人もあるわけだし，必ずしもそう単純にはいかないわけです。原因と結果というふうには把握できていないわけです。難しい問題です。

発語失行

河村 発語失行については，いかがでしょう。

山鳥 私自身は発語失行というのは，言葉としてはあまりよくない使い方だと思っています。講義でもそう言っていますし，それから『神経心理学

入門』にもそういうふうに書いています。
　言葉がむしろ症状に枠をはめている。それはちょうどLiepmannの古典的な失行にわれわれが縛られて，そこから発想するためにどうも行為の本質まで迫れないように思われるのと同じだと思います。たとえば構音がうまくいかない。錯語がある。歪みがある。それを構音器官の問題だ，あるいは，「これは失行だ」というふうに診断してしまう。
　失行というのはある一つのメカニズムを前提にした言葉なんですね。そうすると原因が分からないにもかかわらず，原因を規定してしまったという矛盾が起こるわけです。
　ですから構音の障害があるのは認めますが，構音失行と呼ぶのには，私はちょっと抵抗がありますね。構音障害の本体は全然分かっていないわけですから，失行という言葉に惑わされないようにしたい。何が起こっているのかをもっと事実に則して観察してゆくほうが今後のためによいと思いますね。

身体定位失行

河村　要するに，Liepmannやそれから発語失行を提唱したDarleyに縛られていてはいけないという，そういうお考えですね。ちょっと思い出したんですけれど，失行についてもう一つおうかがいしたいと思います。
　愛媛大の田邉先生が身体定位失行という行為障害の概念を，主に痴呆性の疾患で提唱なさってますが，その目で見ていますと，確かに結構あるんですね。
　痴呆性疾患というのは従来はあまり神経心理学的研究の対象にならなかったと思います。ところが最近 primary progressive aphasia それから primary progressive apraxia もありますし，primary progessive agnosia という概念が提唱されて，神経心理学的に詳しく検討されるようになりました。primary progressive apraxia で身体定位失行が時々みられます。primary progressive apraxia で着衣失行，口舌顔面失行，それから先生がいちばん最初に触れられた肢節運動失行，それに発語失行など

の，今まで失行概念としてはちょっと危なかった，決して確立していなかった症候が孤立性に単独に起こります。

　このような事実と，先ほどお話にあったような，ある脳部位が障害されても純粋な観念性失行は起こらないということと合わせて，何かご意見はないでしょうか。

変性性の失行
山鳥　緩徐進行性痴呆の症状はいろいろな問題をわれわれに投げかけています。今おっしゃった愛媛大の田邉先生はシステムの障害という把握のしかたをされています。機能というのが個体の上に実現されているとして，その実現のされようというのは，バラバラの機能が一つのまとまりとして実現されているのか，もともと必要な機能があって，その機能を実現するために脳の各領域が馳せ参じているのか，そのどちらと考えるかによってだいぶ見方が変わってきます。

　変性性の失行が，そういうある特殊な機能を進行性に侵していくのだとすると，われわれ個体が必要とする機能というのがまずあって，そのためにいろんな大脳の諸領域がその機能を実現するために馳せ参じているのだという理解もできるかもしれない。そういうのは一つの機能としては，ある水準をつくっているというか，ある固有の力を表現しているわけで，そういうものが侵される。

　ですから，その機能の大事さ，ちょっと変な言い方ですが，その機能の個体における重要性というものが変性性で進行性の症状から読み取れるのかも知れません。あまりうまく言えないですが。

新しいパラダイムに向けて

河村　従来考えられていた大脳の仕組みの原則では，たとえば行為という大きな概念の中に，書字も，身振りも，模倣も，道具使用も皆一緒くたに

含めていました．行為というのは，従来考えられていた以上に大脳の機能系として細分化している可能性があるということでしょうか．

山鳥 それはそうでしょうね．やっぱり個体が何をやるためにこの世に現れたかということと，実現されている機能の間には関係があるわけですから，変性性疾患というのはそういう個体に必要な機能を読み解く一つの手がかりになる可能性はあると思いますね．

河村 よく考えてみると，当然のことですね．失行の話から重要な結論が得られたと思います．面白かったです．特に，なるほどと思ったのは Liepmann とか Darley にとらわれすぎているというお話でした．

失行と対比的に捉えられる失認症状についてもいまだに Lissauer の統覚型，連合型というのがよく引用されて，私たちもそういう言葉で論文の発表もしていますし，先生もなさっています．私たちは Lissauer に縛られているということはないのでしょうか．

山鳥 いや，それはもうその通りだと思いますね．やっぱりある考え方のパラダイムというのが非常に優れた人によって提出されますと，そのパラダイムを使うといろんなことがすごくうまく解けますよね．うまく解けるパラダイムというのは当然長生きします．

ただし，ある事実が分かっていない段階ではそうなんですが，境界領域的な事実がどんどん出てきますと，今度はそのパラダイムで解けないわけです．ところがそれをうまく表現するパラダイムがまだ出ないとすると，われわれとしてはどちらかというと古いパラダイムをそこに無理に押しつけて，どちらかに分類しようとする．これは統覚型か知覚型かどっちかに分けないとどうも落ち着かないという，われわれの側の縛られ方というのがそこで出てくるんじゃないでしょうかね．

『神経心理学入門』を書いた頃

河村 神経心理学に関心を持っている人誰もが古典的名著と考えている

『神経心理学入門』についてうかがいたいと思います。1985年1月1日発行ということになってます。もうかれこれ15年近く前になりますが，これをお書きになった時の先生の心構えとか，なぜこの本を書く気になったかとか，要するに執筆の背景を聞かせていただきたく存じます。忌憚のないところを教えてください。

山鳥　そうですね。もうずいぶん前で，こんな本が今でも読まれているというのは，私としては非常に恥ずかしい(笑)。辛い感じなんですが，怠け者なんで。なかなか改訂版が出せなくて，そのままになってしまっているんです。この本が出せたというのは，故大橋先生ともう退職された医学書院の矢野さんのおかげです。まだ大橋博司先生がご存命中でして，大橋先生と矢野さんの三人でたまたま食事を一緒にしたことがあるんです。大橋先生のお仕事の打合せで，食事に一緒に来ないかと誘っていただきました。その時に大橋先生が私を矢野さんに紹介してくださいまして，「若いけどよくやっている」というふうな話が出たわけですね。それで矢野さんが「じゃ本でも書きませんか」と，そそのかしてくださったわけです。私はもともと方法論的なことにずっと興味がありました。そういう意味ではかなり理屈っぽい男なんです。

方法論に関心を持つ

山鳥　最初から，やりたいことも，たとえば行動というふうな大きなものをみたいと思っていたわけです。それで，もう話に一度出ましたけれど，動物はどうもダメだから人間にしようというふうなことを考えていたわけで，まず方法論的な関心が先にあった。どっちかというと普通の人とは逆の発想で行動に近づいたわけです。

　神経心理学をやるにしても，どういうアプローチでやるかということにまず関心があったわけです。アメリカへ行ったのも，一つにはGeschwind先生のディスコネクションという考え方の魅力なんですね。行動の切り口が非常に面白い。そういう大きい立場からものを見ることが行動を理解する上では必要だと思っていたわけですよ。

研究にはいろいろなレベルがありますが，ミクロのことを見るためにはミクロの道具がいる。しかし，行動という大きいものを見るためにはミクロの道具は使えない。行動は行動として観察する以外に見えないだろう。言語を見ようと思えば，言語を言語として見ないと見えないだろう。言語を割っていって，たとえば音素からはじめたら言語が見えるかというと，そうはいかない。

　行動を見るときに，細胞まで降りていってみると分かるかというと，そういうもんではない。行動はやっぱり行動として見ないといけないと考えていました。臨床の症候というのは行動の破綻であり，行動を見る上で非常に大事だと思っていたわけです。

脳を行動的側面から見る

山鳥　ですからそういう方法論に関心があったので，「本でも書きませんか」と言われた時に，私は厚かましくも「方法論的なことを書いてもいいですか」という話をしたと思うんです。方法論的なことを書きたいと，それが最初のきっかけなんですね。

　それで引き受けたのはいいんですが，なかなかしんどい話で，最初に解剖，それから方法的にどういう見方が今まであったか，それから解剖でもマクロの，どっちかというと生物哲学的な見方。これはYakovlewという人が非常にしっかりした生物哲学的な解剖学を展開していたわけですが，そういう問題とか，von Holstというドイツの生理学者などの全体行動を見ようとする立場とかですね。Mittelstaedtという人がいましたが，そういう人の考えだとか。いろいろ，ビヘイビアをビヘイビアとして見ようという考えをまとめてみたかった。

　解剖を見るにしても，その解剖構造が全体の中でどういう意味を持っているのかということを，解剖の中に見出せるような，そういう考えを紹介したかったとかね。いろいろ厚かましいことを考えてたもんですから，なかなか進まなくて，半年に一度ほど矢野さんから電話がかかってきて，「どうなってますか？」，「はい，やってます」と最初は全然何もやってな

かったんですけど(笑)。

　ですからそれが一つと，それからたとえば失行とか失認とかいうことにそれほどとらわれたくない。高次の行動障害とか，高次の認知障害という立場で見るとすると，視覚の高次障害とか，体性感覚の高次障害，聴覚の高次障害だとか，言語の高次障害というのはありませんけど。言語の障害あるいは行為の高次障害とかですね。

　行為というのはまあそれ自体高次ですから，運動の高次障害というか，そういうかたちで高次の障害という考え方に一つのポイントを絞ろうとしました。それから，今まで神経心理学にどういう方法論的なアプローチがあったかという問題。力不足で簡単にしか触れていませんけれども，Jacksonのような階層的な考えの重要性も強調したかったんです。

　それから当然，Geschwind先生のように，ディスコネクションという古典的な考えだけど，それを新鮮な見方で現代に再生した考えを含めて，入門的な方法論的な本を書こうとしたわけですけれども，なかなか思ったようにはいかなくて，結果的には神経心理学全体の入門書みたいなものしか書けなかったわけです。5年ほどかかって何とか書き上げたわけですが，中身は恥ずかしいようなもので，なかなか満足はしてないんですけどね。

河村　この本が書かれた1985年というのは，画像診断法がまだ登場して間もない頃で，CTはあったけれども，MRIはまだないですね。その後神経心理学は画像診断法の進歩とともに飛躍的に発展して，本当は当時の本はもう残ってなくてもよいはずなんですけれども，それが残っている。

　その理由の一つが先生が今おっしゃった，方法論的関心から出発したことが書かれていて，本の構造をしっかりしたものにしているということだと思います。そのことが読者に受入れられている理由じゃないかと私は思っています。この本で改訂したいところがあるとすると，どこでしょう。

方法論の新しい波

山鳥　いや，今ではこれは全部書き直さないと(笑)，お恥ずかしくて出せ

ないという感じはしてますね。方法論のところも書き直さないと古いですし，この対談でもちょっとお話ししましたが，Edelman のような免疫学から出て来た神経進化論の思想家など，新しい考え方なんかも入れてみたいですね。

　一方，Oliver Sachs のような割合に独特なニューロロジストもいるわけですね。コネクション的な考えとは逆の立場として，そういう人たちがいる。そういうことにも関心がありますし，認知心理学という最近の圧倒的な流れについても，本当に有効な方法論なのかということについて，私なりの解説をやらなければ読者は迷うでしょう。そうなるとこれはまた，まったく考え直さないと，どうしようもなくて(笑)。お恥ずかしいことにはまったくその後は何も進展していないということです。

大橋博司先生の名著『大脳病理学』

河村　たぶん 40 歳代前半でしょうか，先生が出版されたのは。その頃に一冊本を書いて，その本の業績を起点にして一気に飛躍する学者は多いと思います。私の先生だった平山惠造先生も 40 歳代前半でした，『神経症候学』を書いたのは。そういう意味では，『神経心理学入門』の出版は先生のその後を変えた大事な事件だったと思います。

山鳥　この本が世に出たことについては，大橋先生に大変感謝しています。私を医学書院に推薦していただいたわけですから。

河村　その大橋先生の本の話になりますが，山鳥先生の本が出る前は，それこそ今でも古典的な名著ですけれど，大橋先生の『大脳病理学』があるわけです。

山鳥　あれはもう本当にすごい本で，とにかくあそこに詰め込まれている情報量の多さはちょっと信じられないくらいだと思いますね。私が最初に神経心理学に興味を持ったとき，いちばん先に弟子入りしたのが大橋先生だったわけです。初め神経生理学に入って，それから精神医学へいったわ

けです。その精神医学は，神戸大学の精神医学で，教授が黒丸正四郎先生とおっしゃる方で今もお元気ですが，その黒丸先生が大橋先生の同僚というか，兄弟子なんです。

　私が神経心理学をやりたいというと，黒丸先生が大橋先生に紹介状を書いてくださったわけですね。「それなら，大橋のところへ行って勉強してこい」ということで，それで紹介状を持って大橋先生のところへ出かけたわけです。週に一回かな，ときに週に二回ほど，神戸から京都大学へ通って，勉強会に参加させていただいたわけです。

　その大橋先生のところにうかがう前に，大橋先生の著書を手に入れたんですが，それが偶然，ほとんど最後の本だったんですね。その後，あの本を皆に勧めて買えと言っても，手に入らないということで，あの頃僕らと一緒にやった人の中には全部コピー取ろうというふらちな奴もいた(笑)。僕の何年か後の世代からは，すでにあの本は幻の名著となっていたと思いますね。あの本でずいぶん勉強しました。

河村　最近，復刻版が出ましたけれど，あの本も第一版で終わってますね。平山先生の本も第一版で終わってますね。改訂がなかったですね(笑)。先生の本も改訂がなしに終わるんでしょうか。

山鳥　改訂をやろうとはいまだに思っているんですが(笑)。

　大橋先生の復刻版が出て非常によかったと思いますが，私には前の初版本が非常に大事な宝物ですね。黒丸先生は大橋先生の兄弟子なんですね。大阪市大の精神科で，お二人一緒に仕事されていたことがあるわけです。黒丸先生が助教授で，大橋先生が助手。黒丸先生にも神経心理学の論文があるわけですよ。

河村　あの視床の。

山鳥　そうですね。それに Goldstein をお訳しになっています。それからその黒丸先生の弟子の岡田幸夫先生という方が，近畿大学の教授になって，もう亡くなられたんですけれど，この方も大橋先生と一緒に神経心理学を最初研究しておられて，相貌失認などの論文があるんです。ですから，神戸大学精神科の黒丸先生と岡田先生というのは，神経心理学にすご

く親和性を持っていられた方なんですね．私が入ったころはもう児童精神医学をやっておられたわけですが，私が神経心理学をやりたいということについて，このお二方は「それは，やれ」と言う．そういう背景はあったわけです．

河村 逆にいうと当時，日本のほかの場所では「それは，やるな」と言う人が多かったんじゃないでしょうか(笑)．

山鳥 そうかもしれませんね．「やれ」と言うと同時に，それなら「大橋のところへ行け」というのも，黒丸先生の御指示ですからね．で，京都では大橋先生の読書会と，それから浜中先生の回診につかせてもらっていたわけです．それで一応手ほどきを1年ほど受けました．で，その後アメリカへ行ったわけです．

河村 いちばん最初に受けた教育といいますか，影響というのは後々まで影響しますので，大橋先生の影響というのは非常に重要なんでしょうね，先生にとって．大脳生理学と同じように．

第5章
神経心理学の研究方法

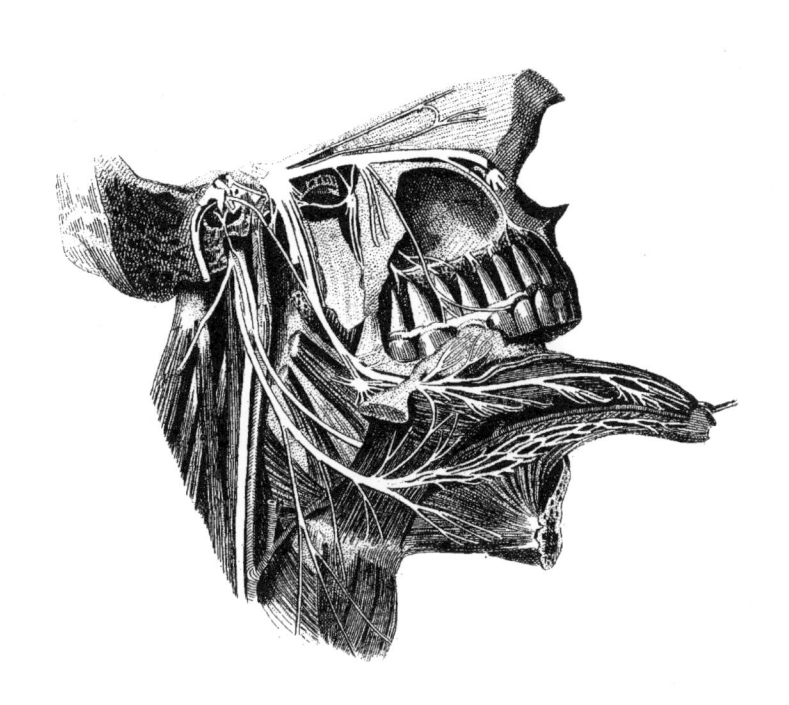

機能画像と症状データの違い

河村 従来の神経心理学では，病変を持った例の検討が中心でした。しかし，最近の脳研究では，いわゆる機能画像，たとえば PET だとか，ファンクショナル MRI（fMRI）だとか，MEG だとか，そういう新しい手法が開発されて，いろいろなデータが新たに蓄積されつつあります。損傷例から得られるエビデンスと，機能画像から得られるエビデンスとの違いということについてお話しください。

山鳥 それはすごく難しい質問だと思います。われわれはそれほど経験を持っていません。一応機能画像もやっていますので少しは意見が述べられるかも知れませんが。もちろん，患者さんを診るということはずっとやってきたわけです。機能画像によるデータと，症状から得られるデータとは当然のことですが，かなり違うと思います。

症状は構造全体の変化を見ている

山鳥 脳損傷が起こったときに，われわれが見ている症状というのは，簡単にいえば人間構造全体の変化というのを見ているわけですね。その場合にある種の欠損が起こっているわけですが，個体としてはその欠損を生物学的な反応として，代償しようとして，有機体として悪戦苦闘しているんです。その壊れた脳の働きを，残った構造で補おうとして，悪戦苦闘している結果が，行動全体に出ているわけですから，極めて力動的な様相を呈するわけです。

　ある能力が落ちたとしても，その能力がたぶんゼロになるということはなくて，その能力が発揮できる時もあれば発揮できない時もある。健康な人だといつでも発揮できるわけですが，脳損傷をもった状態では発揮できる時があるとしても，通常の状態ではうまく発揮できないというふうな力動的な様相を示します。デフェクトがあるとしても，必ずしもそれがゼロ

になってるということではない，ということを強調しておきたいですね。

機能画像は表層的な変化を見ている

山鳥 それに対して機能画像によるデータというのは，そういう個体としての全行動の表現としての，何かの変化を見ているということではまったくなくて，そういう基層的な行動の上に乗っかっている，きわめて表層的な認知の変化を巧みな実験パラダイムを使って拾い出そうとしている。

　たとえば，川が流れているとしますね。淀川なら淀川という川が流れている。その川の中の生理学的な変化として，どこかに波立ちが起こっている。その波立ちのようなものを，たとえば，ちょっとした棒を投げ込んだ時に，その波立ちがどう変化するかとか。小石を二つ投げ込んだ時に，その波立ちがどう変化するかというふうな表層的な変化を起こして，その小さな変化を捉えるというのが，機能画像の見ている現象だと思うんです。

　それに対して症状を通して，われわれが理解しようとしている神経構造は，それが淀川という川の構造全体，下に詰まってるヘドロみたいな物から，その下にある粘土層，その下にある砂の層というふうな，全体としての川の構造を見ようとしている。そういう根本的な違いがあるのではないでしょうか。

全体像に迫るアプローチを

河村 脳損傷例の検討と，それから機能画像での検討，先生は同時に両方の手法で脳研究をなさっているから，そういう見識が生まれるのだと思います。脳病変例だけを扱っている人は，機能画像の結果に対して非常に懐疑的で，その逆もいえます。そのような研究の流れの現状についていかがお感じでしょうか。

山鳥 方法論として機能画像というのは非常にすぐれた方法ですし，それを拒否する理由はまったくないと思うんです。現実にそこから新しいインサイトがどんどん生まれてきているわけです。一方，症状的な研究のほうは歴史が古いだけに，何か化石化した研究のように思われてしまっている

ところがあります。機能画像の人からいうと，症状研究というのは古臭くて，あんまり新しいことは出ないじゃないかという考えがあります。

症状研究の人からいうと，機能画像なんていうのはいったい何を見てるのかよく分からない。臨床症状と合わないじゃないかということで，ある種拒否的な態度もあるわけです。見ている現象が多分違うと思うんですね。

先ほども言いましたように，症状から川全体の構造の変化みたいなものを見て，川という物の本体をつかもうとしているのと，人為的に波を立たせて，その波立ちを見て，波立ちから川の本体をつかもうとしているのではやり方がかなり違う。両方合わさないとなかなか本当の全体像に至れないのではないでしょうか。

ブローカ野の機能画像

河村 病変例の検討と機能画像の検討との対応は，脳のある部位の機能の必要十分理解といえると思います。以前にブローカ野と角回についてお話をうかがいましたが，もう少し具体的にまとめていただけますでしょうか。

山鳥 たとえば機能画像と臨床像とで，解離が出る場合があるわけです。その解離がある場合に，どちらかを拒否するということではたぶんないと思うんです。前にも話題に出ましたけれども，ブローカ野というのは，臨床家は誰でも知ってますが，ブローカ野に限局した病巣の場合には，ほとんど定型的なブローカ失語の症状は出ないという臨床的な事実があります。

そうすると，ブローカ野というのは意味がないのかというと，機能画像は違うデータを出してきているわけです。機能画像から見ると，言語性のワーキングメモリーの課題をこなす時とか，語を呼び出す時とか，いろんな時にブローカ野が賦活されることが知られています。

機能画像とはやや違いますが，ペンフィールドの刺激データ，直接的な皮質刺激のデータでもブローカ野というのはアフェイジック・アレストを

起こす。言語過程の進行を干渉するわけです。とすると，われわれがやらなければならないのは，ブローカ野というのはどういう役割を担っているのかというのを，一方では永続的な変化が出ないというデータと，それから一方では機能的にはある種の変化が確かに起こるというデータを組み合わせて理解することです。そうでないと本当の脳機能の理解には至れない。

前頭葉の機能画像

山鳥 同じようなことは前も少し触れましたが，前頭葉の働き一般についてもあるわけです。たとえば記憶障害に関して，前頭葉というのはほとんど役割を果たしていないというのが，臨床が蓄積してきた事実なんです。ところが機能画像で見ますと，たとえばPETのデータなんかで見ますと，記憶の負荷をかけているときに，前頭葉，特に前頭前野がしばしば賦活される。ですから，前頭前野は，何らかの形で記憶に関与しているわけですね。

　特に記憶を回収する場合ですよね。前にも話しましたが，記憶回収の時には，右の前頭前野がかなり強力に賦活されます。この点については非常にたくさんのデータがあるわけです。そうすると，臨床データからは右の前頭前野が障害されても，そんなに記憶に変化は出ない。いわゆる健忘症は起こらないとされてきたわけです。

　こういう臨床的事実と機能画像が蓄積している事実との，整合性をはかる立場で前頭葉の機能を追究しないといけなくなる。片方の立場からだけ見ていると，どうしても脳の全体像は見えてこないのではないでしょうか。

剖検の今日的意義

河村 脳部位診断もずいぶん変わってきたわけですけれど，究極の脳部位

診断といいますか，それは従来は剖検だったんですが，このように機能画像が発展してきた現在，もう剖検の意味はないんでしょうか。それともやはり大切なんでしょうか。

山鳥 剖検はすごく大切です。これは間違いない。ところが残念なことに，われわれは正直なところ，私自身も臨床の現場にいるわけですけれども，剖検のデータからはもうどんどん遠ざかっているわけです。

たとえば私がボストンにいた頃は，毎週脳の剖検に付き合うチャンスがあったわけですけれども，日本に帰ってきてからは，そんな濃厚な経験はしようがないのです。それに，日本では年々剖検される脳は減っています。ここ10年以上，私は脳の実際の剖検例に接したことがありません。たいへん情けないことです。そういう現実があります。

逆にMRIなど画像診断の進歩のおかげで，臨床的な機能損傷，あるいは解剖的な部位損傷のデータというのはどんどん蓄積されてはいますが，実際に画像で変化のあるところがどの程度の組織的変化をきたしているのかということになると，やはり剖検がなければ何もいえない。いつも留保をつけつつ，話をしなければならないですよね。

症候学かテスト・バッテリーか

河村 現在でも，神経心理学では剖検による検討がやはり重要であろうということですね。神経心理学研究の方法論について，すでにお話していただきました。さらに具体的な臨床的アプローチの方法にもいくつかあります。

一つは患者さんの現象分析といいますか，観察して症候を捉えるという定性的な症候学的方法です。もう一つはテスト・バッテリーを作って，もう少し定量的に検討しようという方法があると思います。もちろん両方大切だと思いますが，それぞれの特徴と，それから問題点について先生のご意見をうかがいたいと思います。

山鳥 これも日常,常に問題として考えざるを得ないですね。いちばん単純な形で問題を提出するとすれば,テストか,それとも症状かということですね。これは当然両方とも必要だと思います。どちらかでよい,ということにはならない。たとえば心理学出の人がテストだけを使って症状を解析するとすれば,臨床家から言うと少し問題だということになります。

ところが今度は臨床の人間が定性的症状だけの記載,現象だけの記載で事足れりと考えるとすれば,これも問題です。仮説を立てて,その仮説に合うか合わないか,テストを工夫して症状の出方を深く堀り下げない限り,何も分からない。症状というのはそこに存在するだけで,その基底にある構造変化は見えないわけです。

ですからテストばかりやっていると,ある定性的な症状の特徴が見えなくなるということがありますし,症状特性だけを見ていると,今度はその基底にある構造変化にまで迫る見方はできないということがありますから,この場合も私は両方のアプローチがどちらも必要で,どちらかを排斥するということではないと思いますね

河村 はたから見ておりますと,先生はどちらかというとテスト派ではなくて,症状派のように見えます。神経心理学の損傷例を扱っている人たちには二つタイプがあって,テスト派とそれから症状派というのがあるかもしれませんが,それはどうしてそういうふうに分かれるのでしょうか(笑)。

両者の教育的バックグラウンドの違い

山鳥 やっぱり簡単にいえば,得手,不得手,好みとかっていうことと,それからもう一つは教育的なバックグラウンドということがあると思うんですね。医学畑で育ってきた人間というのは症状を診て,診断するという基本的な方法論の訓練を受けて育ってきているわけです。症状から病態に至るという手順を大事にするわけです。

ところが最近だと,心理学畑の人がどんどん参入してきているわけですけれども,心理学畑の人というのは症状を診るというよりは,自分の患者

を診る前に，まずテスト・バッテリーという武器を持っていて，そのテストの結果をみて，自分の考えが合っているか，合ってないかを検証しようとする。そういう教育的なバックグラウンドがあるわけです。

ですから，医者というのは，どちらかというと野戦病院をイメージしていただくといいんですが，そこにどんどん立ち現れてくる症状に対して，その時その時，その場その場で対処しようとする。サイコロジーの人たちというのは，そういう野戦病院的な発想というのはなくて，まず自分の頭の中に仮説を作って，それに合うか合わないかということで症状に対処しようとします。こういう教育背景からくる発想の違いということも，やはりあるんじゃないでしょうかね。

脳，この複雑なるもの

河村 医学部では，テスト法についての基礎的な教育はほとんど受けません。そのためかテスト派の人たちの報告は，非常に難しいように感じます。逆に心理学の立場から神経心理学の領域に入ってきた人たちからは，われわれのような医者の報告というのは，定性的で曖昧であるような印象を持つようです。いずれにしても，他のどの学問領域からみても，神経心理学というのは難しいといわれていると思うんですが，それはどうしてでしょう。

山鳥 その印象は当然出てくると思いますね。それはたとえば内科学，その中で循環器病学というのを例にとれば，このシステムは心臓が働いて，血管に血液を押し出して，その血液がまた帰ってくるという，一つの閉じられた系，血液をいかに効率よく送り出すか，それをどこがどうやって制御しているかということが問題で，関心領域がある程度，限定した格好で設定されていますよね。対象になる臓器というのは決まっているわけです。

ところが神経心理学の場合は，対象になる臓器は脳だということは決ま

ってますが，脳というのは臓器は臓器ですけれど，血液を押し出す，というふうな単純明快な機能の規定ができない臓器です。脳というのはそういう血管系を支配しています。そういう働きを持っていますし，免疫を支配するような働きも持っています。で，行動を支配するという働きも持っていますし，情報を処理するという働きも持っています。もっと言えば，頭の中でものを考えるという，自律的に自分の頭の中で情報を生産して，それをもう一度頭の中へ入力し直すというような，他の臓器からいうと得体のしれないことをやっている。しかも，おそらくそれが最も重要な機能のようでもある。

全体論的なアプローチが必要

山鳥　そうすると，客観的な生理学的な方法論で，脳の働きを究明すれば問題は解けるだろう，といった単純明快な問題設定はできないわけですよ。生理学的な問題もあれば，心理学的な問題もあるし，もっと極端にいえば，免疫学的なものまで含めたような生化学的な問題だって，脳との関係で出てくるわけです。

　対象としての脳の機能を，一つの機能に封じ込めて，これでよしとすることができない。全体を含んだ形でしか神経心理学というのは取り組めない。そういう意味で，研究の対象が非常に複雑だということがありますね。

　これをたとえば認知機能だけ，というふうに設定してしまうと，認知心理学というふうな一つの分野が成立するわけですけれども，医学の現場からいうと，われわれの関心は認知心理学だけだというような言い方はできない。行動の変化が起こっているわけですから，それをトータルにどう理解するか，全体像をどう把握するかという問題が常につきつけられているわけです。

　そのことを拒否して，私の問題は視覚だけとか，私の問題は聴覚だけだというふうな，そういうアプローチができないところが臨床神経心理学の非常に難しいところであり，非常に面白い領域であるということではない

でしょうか。

神経内科と神経心理学

河村 先生は精神科の教室に入局なさいましたけれども，実際にはそこでも神経内科の立場でお仕事をなさっていたということをうかがっていますし，留学の時もニューロロジーのデパートメントでレジデントをなさっていたとうかがいました。

　神経内科の中で，神経心理学は本邦において，マイナーな領域だと思います。おそらく欧米でもそうだと思いますが，その理由は先生どんなところにあると。

山鳥 単純にいって難解だと。あるいは曖昧だと(笑)，そういうことが大きいんじゃないでしょうかね。先生がおっしゃったように，日本でも明らかにこういう領域に参加している人たちの数は少ないわけですし，それは欧米でもまったく同じであって，大多数の人というのはこういう複雑な領域には拒否的な反応を示します。

　医学は，昔からバイオロジー，極めてバイオロジカルな科学として発展してたわけですけれども，サイコロジカルなアスペクトを無視することはできないわけで，この領域にも医師は絶対に必要だし，重要な役割を果たしてきました。これからもこの領域に医師が常に参加することが非常に大事なことだと思いますね。

河村 精神医学においてはいかがでしょうか。

神経精神医学の立ち上がり

山鳥 精神医学の人たちが神経心理学に関心を持つというのは日本とヨーロッパの特徴で，あまりアメリカ人はそういうことをしなかったと思います。ところが最近，アメリカを中心にneuropsychiatry，いわゆる神経精神医学という領域がまったく新しく立ち上がってきていますよね。確か今年は第三回の国際神経精神医学会が日本で開かれます。

　神経精神医学というのは昔からある言葉で，日本では普通に看板になっ

ている言葉ですし，ヨーロッパでも使われてきたわけです。それは単にニューロロジーとサイカイアトリーを一緒にしたぐらいの意味で使われてきたわけですが，最近アメリカで立ち上げているニューロサイカイアトリーというのは，ニューロサイコロジカルな立場から精神と脳の連関を見ようという考えのようですね。

河村 神経心理学の対象である脳を理解するために，もう少しバイオロジカルなアスペクトというのは，今後生まれる可能性はあるんでしょうか。

山鳥 神経心理学の基本は脳ですから，精神だけにしてしまうのは非常に危険だと思います。脳との関係をバイオロジカルな立場から理解していくという視点がなければ，神経心理学の特徴というのは失われると思うんですね。

これはまさに心理学なんですが，神経系というものを心理現象と結ぼうとしているわけですから，単に心理学であってはだめだし，単にバイオロジカルな神経学であってもだめだし，両方を結びつけるようなアプローチ，これがいちばん難しいわけですが，そういうのを目指していなければ神経心理学でなくなってしまいます。

新しい方法論の台頭

河村 現在ある方法論では，どんなものにそういう可能性があるというふうに，先生は考えておられますか。

山鳥 これはすごく難しいですね。現在の方法論でブレインとマインドを結ぼうとする試みは，たとえばアメリカですと Antonio Damasio などですね。前にもちょっと説明しましたが，言語の意味の領域というようなものが，ただ意味があるんじゃなくて，脳の構造との関係で意味が出現してくる可能性というふうな，そういう立場からものを考えていますよね。

あるいは Marcel Mesulam というもう一方の理論家がいますが，この人もニューロロジストですから行動と認知の問題を脳の解剖学を基本に考えようとしています。たとえば最近ですと，彼はシナプスの数，つまり最初に入ってきた一次感覚野から積み上がっていくニューロンのシナプスの

数と，感覚から認知へ上がっていく関係とを一体化して考えようとしています。ほかにも何人かいますが，われわれは脳全体の構造と，認知の構造とをうまく結びつけるような格好で症状を理解していくということが，どうしても必要だと思いますね。

神経心理学の用語

河村 神経心理学の難しさが具体的に，大変よく理解できました。次に用語の問題に移りたいと思います。初心者にとっていちばんとっつきにくいのは，この領域に独特の用語がたくさんあって，それがなかなかうまく捉えられない，馴染めないということがあると思います。

　たとえば失語，失行，失認といっても，それぞれがどういう内容を持っているのか，失語は語を失うと書きますが，まったくしゃべらなくなるわけではないわけです。先行でも同じことが言えます。失語や失行では間違ったことを言ったり，間違ったことをやったりするわけで，用語と実際の症状に解離があるのです。その辺が分かりにくい一つの理由かもしれませんけれど，神経心理学の用語について何かコメントはございますか。

用語の弊害
山鳥 言葉というのはその背景にあるものを間違って規定してしまうというところがあるわけですね。これは言葉のすごく困った点です。正しく規定すると理解が進むわけですが，逆に変な規定をすると，理解が止まるということがあります。

　そういう意味では「失語」というのもあまりいい用語ではないと思いますね。ですから言語の高次障害，いや言語はそもそも高次ですから言語の障害というだけでも構わないわけですよ。あるいは認知の障害，視覚性認知の障害で構わないわけで，「失認」というふうな言い方をする必要はまったくないわけです。

「失行」も分かったようでよく分からないですから，何も「失行」という言葉を使わなくても，運動の高次障害とか，行為の高次障害とかいう言い方で，そこに出てくる具体的な障害を具体的に理解していくという立場をとるほうが，ずっと健全なやり方だと思いますね。

たとえば「観念性失行」などというような言葉は，これはむしろ理解の妨げになってきたと思いますね。観念という言葉が貼りつけられたばっかりに，同じ行為の障害でも，かなりレベルの高い障害だという思い込みが，どうしても臨床家の頭の中に貼りついてしまっています。極端な場合は，コンフュージョンでしか起こらない高次障害だというふうな理解になってしまう。言葉自体が症状理解に影響を与えていると思いますね。

ですから，観念性失行なんていう言葉はやめたほうがいいと思います。観念運動性失行という言葉も，やはりメカニズムを含んだ名前ですから，どちらかというとやめて，具体的な事実に添った表現に変えていくほうが，これからこの領域を学ぶ人にとってはずっと親切であるし，建設的な貢献になるとは思いますね。

分かりやすい用語を

河村 日本で出版された神経心理学の教科書では，どの本でもやはり観念性失行，観念運動性失行という言葉が使われてきたと思いますし，先生の『神経心理学入門』においても，やはりまだその言葉は捨てられていません。

ただ先生がおっしゃった意味での，分かりやすい用語の提唱というのは，先生の著書の随所にみられ，それが先生の本が広く受け入れられた理由の一つかもしれないと思います。これから神経心理学を学ぶ人，それは多勢必要なんでしょうか，それとも専門家はそんなに要らないとうふうにお考えでしょうか(笑)。

山鳥 相当程度の数の専門家が必ず要ると思います。たとえば脳損傷の患者を受け入れて治療している医師の中には，脳損傷による行動面の障害が診られる人が絶対に必要です。そうでないと症状の理解は進まないわけで

す。特に今後、高齢化が進んで痴呆の問題が、もうすでに大きくなっているわけですが、この問題に適切に対処するためには行動面からの研究を欠かすことはできません。身体的な障害だけを見て、それで医学としては事足れりという時代はやはり遠く去りつつあると思います。

ですから、やはりバイオロジカルな面の資料だけでなくて、サイコロジカルな資料も蓄積して、心理的な損傷をどう理解して、どんなふうにアプローチするかということを、どんな患者に対してもやってゆく必要があるんじゃないでしょうかね。バイオロジカルなアスペクトのほうが当然、疾病理解には大切ですが、じゃ神経心理学的な理解が不必要かというと、決してそういうことはなくて同じように大切だと思います。

知能の構造

河村 痴呆の問題は重要ですので、もう一度うかがいます。先生は痴呆の定義として社会的な脱落という言葉を使っていらしたと思いますけれど。
山鳥 知的機能の水準が落ちるために、社会生活から脱落していくようなタイプの人が単純にいえば痴呆ということですね。
河村 痴呆というのは知能障害であって、それも成人してからの知能障害という簡単な定義もできるかもしれません。先生は知能の構造について独特のお考えを持っていらして、独自のモデルをつくっていらっしゃるのですが、それについてちょっと説明していただけませんか。
山鳥 知能の構造というのを考える時は、私なんかは失語症から入っていますから、言語の構造に対応させて考えるところがあります。言語の構造というのはいちばん簡単にはどうなっているかといいますと、言語情報が入力されて、その入力された情報を処理して、それで今度はその情報を運動性の発語に変換するというシステムです。

その入力された言語情報を理解する場合には、言語システムが情報を解析して、その意味を喚起する。言葉を発する場合は、心に喚起された意味

```
          ┌─────────────────────────┐
          │   状況判断／思考作用    │
          └─────────────────────────┘
              ↕   ↕   ↕   理性行動
          ┌─────────────────────────┐
          │   下位認知機能系（複数）│
          └─────────────────────────┘
              ↓         ↑   反応性行動
       ┌──────────┐  ┌──────────┐
       │ 行為系列化│←→│ 情報処理 │
       └──────────┘  └──────────┘
              ↓   反射性行動   ↓
            行動             感官入力
```

知能の構造

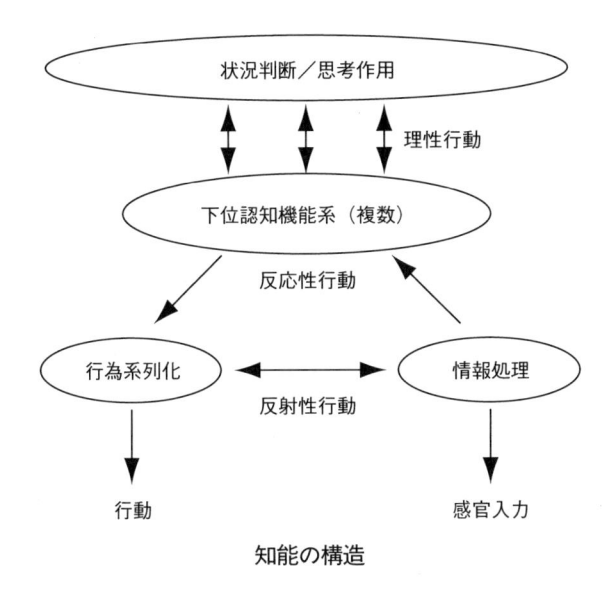

を言語システムにのせて，発音に変換する。これは昔からの Lichtheim 流のモデルですが，入力システムと出力システムとそれを中央で処理するシステムがあるわけです。これがつまり，もっとも単純な水準の一つのモデルになるわけです。

知能の下位機能

山鳥 知能には多様な下位機能が認められます。言語もその一つです。そのほかにも，先にも少し言いましたが，視覚性の認知系，たとえば空間の関係を知るというのは，視覚そのものかというとそうではなくて，ある種独立の認知機能と考えてもよい。視覚性の関係を理解するようなある種の非言語性の認知系がある。

あるいはアプラクト・グノジアのように，視覚と行為を切り離せないような認知の能力もあります。これもある種の知能であるわけです。あるいは記憶。記憶というのは認知系では最も基層となる機能ですが，記憶の系というものもあります。ですから，知能には言語の系だとか非言語性の視

覚性の知能の系だとか，あるいは記憶の系だとかいろんなサブシステムがあるわけです。

言語以外のサブシステム

山鳥 そのサブシステムが働いて，それでまとまった行動を起こすわけですが，その段階ではまだ反応性の行動です。理性行動とは言えない段階です。さらに，その上位に，これらの複数のサブシステムを統合している機能段階があるわけです。これが一般的な言葉でいえば，知能であり思考であると考えています。

知能とか思考とかいうと，われわれはなんとなく言語的なものだけをイメージしがちですが，決してそうじゃない。非言語的な知能というものも考えておく必要があります。

たとえば Howard Gardner という人は音楽的な知能だとか，あるいは絵画的な知能だとか，そういうことも言うわけですよ。下位認知系を制御する知能さえ，いくつかのシステムからなっている可能性があるかもしれない，ということですね。

分かりやすい言葉でいえば，判断能力とか知的能力とかいわれているものはそういう下位の認知系を制御している，より上位の系だと思いますね。ですから，たとえば前に話したような操作的な痴呆の定義では数ある認知系のうちの，複数の機能が落ちた場合に痴呆とみなすということですが，これは一つの定義のやり方にすぎないわけです。

本当はそうではなくて，こういう下位の機能の上にこれらを制御している系があって，その系が障害されてくると，われわれは直感的に「この人大丈夫かな」，「この人仕事がうまくいくのかな」という印象を持つようになると思うんです。

ですから，どの下位の機能を使って環境に反応するのか，という下位機能の管理の能力が失われてくるというのが，もう一つの痴呆の定義になります。そういう絵を頭の中に描いているわけです。

認知機能のヒエラルキー

河村 この下位認知機能系は複数あるので，その局在というのは難しいのかも知れませんけれど，それぞれは脳のどのあたりなのでしょうか。

山鳥 下位認知系というのはたとえば一つは言語系であり，一つは非言語性の知覚性の系であり，あるいは記憶の系である。記憶の系というより記憶を呼び出す系というほうが正確かもしれませんが，そういうものとか，さらには意味のシステムですね。意味のシステムというのは言語系だけでもないし，視覚系だけでもないし，それらを統合したような格好で意味のシステムというのがあると思います。

そういうものも含めて複数の下位認知機能系というのが働いていて，それを操るシステムがその上位に位置している。それが判断の働きであり，理性といわれるものであり，あるいは思考といわれているような，いろんな言葉で表現されているもう一段高い水準での大脳機能だと思うんです。

河村 このもう一段高い水準の大脳機能は，たとえば前頭前野に局在している可能性があるのでしょうか。

山鳥 一つの可能性ですよね。

注意とは

河村 難しい知能の話が，言語機能とのアナロジーから，先生の提出された図で少し分かりやすくなりました。ほかにもうかがっていないことがあることに気がついたんですけれど，たとえば注意，意識，心などです。いずれも難しいのですが，それにもかかわらず先生はこれらについて積極的に発言なさっていると思います。それぞれについて具体的にうかがいます。神経心理学の中で注意障害の研究というのは，決して多くはありませんが，それについて先生のお考えは。

山鳥 注意というのは，考えれば考えるほど難しくて，なかなか単純には

整理しきれないところがあります。おそらく注意というのは，ここで言ったような思考とか判断とかいうものと，すごく絡んだ現象であると思います。ですから本当に，注意というものをそういういちばん高いレベルの問題から切り離して考えることができるのか，ということになりますと意外に難しい。注意というものを単純にある種の処理をする時のキャパシティと考えると，もう少し注意というものを切り離して考えることができるかもしれませんね。

ある情報のうち必要なものだけを選択して取り入れるという処理をする時，キャパシティを絞りこんで，そこにたくさんの大脳機能を振り当てるような働きとして注意を考えるならば，比較的注意というものにアプローチしやすくなるかもしれません。

思考と視空間性の注意

山鳥 思考の時だって注意というのは働いているわけです。そういう場合の注意というのは，入力を制限していくような注意とどう違うのか，それとも同じなのかということになるとなかなか難しい点がありますね。ただしこの場合でも，われわれの頭の中には過去の経験がいろんな表象となって，雲のようにわいているわけで，その中で自分のテーマに関連したものだけを選択してほかのものを押さえ込むと，そういう意味ではやはり頭の中で入力を制限する働きと考えることは可能です。

だとすれば，注意というのは，やはり本質的には高いレベルから低いレベルまで，必要な情報だけに入力を制限する働きと考えてよいかもしれません。

視空間性の注意というのは明らかに情報を制限する働きですね。そういう働きを視空間性注意としてわれわれは考えているわけです。これのアナロジーで考えると，同じことが一般的な注意についても言えるかもしれないと思いますね。

もう一つの注意の働きというのは，これは絞りこんだ情報を処理するために必要な機能をある時間その処理に専従させるという働きです。そうい

う時間的な働きがあります。情報の入力を絞り込むといっても，その時だけ絞りこんだのでは，それは注意の一つの側面しか見ていないことになります。それに加えて絞りこんだ情報をある時間持続して使う，ある時間それだけに専従して大脳を働かせるという時間的な持続能力が必要です。絞り込んだ状態で，ある時間それを続ける能力という時間的な側面も見なければならないと思います。

　このように，情報を選択して，選択した情報の処理に大脳の働きを集中させる働きが注意だとすると，また別次元の厄介な問題が出てきます。それはいったい誰がやっているのかという問題です。大脳の中の，いったいどういうメカニズムが，これはここで絞りこんでやろうとか，これについてしばらく考えるのだから，ほかのことは考えないようにしようとかいう判断を，いったいどういうシステムがやっているのかという問題です。

　これはやっぱりいちばん高次の思考，あるいは判断ということに戻ってくるわけでね。そういう意味で注意といちばん高次の思考，判断機能とを本当にきれいに切り離して，考えられるのかどうかということです。

意識とは

河村　なるほど。注意を，情報を処理する際のキャパシティー，それから時間的な持続能力と考えると確かに分かりやすいと思います。意識についても先生にぜひ定義していただきたいんですが。意識というのはひとことで言うと何なのでしょう。

山鳥　これも非常に面白いテーマですね。最近の神経科学はついに意識をテーマにする段階に入ってきたのかと思うと，科学が少々浅はかになったようにも思えますし，素晴しい時代になったとも思えますし，やや手に負えない状況になってきたとも思えます。でも私個人としては，極めて楽しい状況が出てきているように思います。

　注意の問題からつなげていうと，では注意と意識というのは，違うのか

という問題が出てくるわけですね。どういう症状なり状態を見るときに，その言葉を使っているかということで，違ってくるわけです。要するに，情報を制限する，その制限する能力を測るという時には注意という言葉を使いますが，その情報の内容をどうやってもう一度再表象するのか，という時に意識という問題が現れる。

　情報があるだけでは，われわれはそれに気がつかないですよね。これはあたりまえのことですが，気づく，という時にはそこに存在する情報をもう一度別の水準から，処理し直すということが行われている。それが意識されるということですよね。

表象と自己言及性

山鳥　再表象という言い方をしてもいいし，自己言及性（self reference）という言い方もありますが，そこに表象があるとして，その表象をもう一度見るということですね。まったくこれは堂々巡りなんですが，その表象をもう一度チェックする機能がないと意識にはならない。

　われわれは意識しない段階で実にいろんなことをやっているわけです。その時，表象も動いているわけで，いろんなことを意識せずにやっているわけですが，それらの表象を意識に持ち込もうとすると，そこに現実に動いている表象をもう一度再表象しないといけない。

　情報を絞りこむのが注意だとしたら，その絞りこんだ中身を点検する，そういう働きが意識ということだと思いますね，たぶんね。中身をチェックする，そういう働き。

意識の場はどこにあるか

河村　よく分かりました。注意と意識の違いも明解に説明されていたと思います。それでは，その意識の場というのは脳のどこにあるのでしょうか。

「自己を知る」意識

山鳥 （笑）PETで非常に面白い仮説を提唱している人がいます。カナダのトロントのグループです。TulvingとかStussとかです。Stussはトロントの Baycrest Geriatric Center という研究所の所長ですが，そのグループが2，3年前に提唱した autonoetic consciousness についての仮説です。

オートノエティック・コンシャスネスというのは，「自己を知る」という意識ですね。自分が今何をやっているか。私がこうやってしゃべっている。その私が今しゃべっているのが，うまくしゃべられているのは，今しゃべっている私をチェックしている私がいるからこそうまくしゃべられるわけです。

これがたとえばコンフュージョンの状態で，私をチェックする私がいない状態だと，話がどこへでも脱線していくわけです。言語機能だけが勝手に走り出しますから。言葉はしゃべっているけれど，内容の統制はつかない状態になるわけですが，それが起こらないというのは，私が今何をしゃべろうとしているか，それから，この次にはこういうことをしゃべろうと，ちょっと前には何をしゃべったということをつなげつつ，頭の中でそれを私がチェックしているわけです。

ところで，自分が過去にやったことを思い出す時，ただ事実が思い浮かぶのではなくて，他でもない自分がやった，という形で思い出しますね。このいわゆる生活史記憶の回収にはオートノエティック・コンシャスネスが働いている，と彼らは考えるわけです。私がこれをやった，これはやったことがあるという，そういう経験と，こういう事実があったという経験は違いますね。

阪神淡路大震災を例にとれば，阪神淡路大震災の時には私は非常に怖かった，あの時には死ぬかと思った，という思い出し方と，地震がありました，ひどく揺れたのじゃなかったかな，という思い出し方とは，思い出し方が違うんですね。

そして，彼らはそういう臨場体験を含めて自分がそこに参加した経験がある，そういう呼び出しには右の前頭前野が関係しているという仮説を出しているわけです。そうすると，右の前頭前野は生活史記憶一般の回収に必要だということだけじゃなくて，自己意識を管理するところでもあるという面白い仮説ですね。

左半球にかたよる意識

山鳥 これはちょっと本当かどうかは分かりませんが，例として出したわけです。「意識はどこにあるか」という先生の質問に対して，意識は前頭前野，それも右の前頭前野だというふうなそういう発想もあるという話で，今のところ私自身はそんなには信用していません。

私はむしろもっと以前の研究，脳梁離断のSperryやGazzanigaたちの実験を信用しています。この場合，脳梁を切り離すと，右半球は認知作用を持っていますが，その認知作用に対しての自覚意識がないことが見出されたわけです。右半球で何が起こっているかにまったく自分では気がつかない。自分が気がつくのは左半球に起こった現象だけなわけです。

ですから，意識はむしろ左半球のほうに組織されている可能性のほうが私は高いと思いますね。右の前頭前野に自己意識があるんじゃないかという仮説はすごくチャレンジングで面白いんですが，まあ，そういう考えも提出されている。でも，左半球のほうに意識が組織されてるんじゃないかという，そういう考えもあるわけですよね。だから意識のようにきわめて複雑にみえるものでも，局在可能な現象なのかもしれません。

心とは

河村 大変大切なことだと思います。さらにもっと難しいテーマについて語っていただきたいんですが，それは心です。それについてお願いいたします。

山鳥 これはまあ(笑)，いちばん難しいともいえますし，いちばんやさしいともいえるんですね。心をどう定義するかというのは，人によって皆違います。心というのを魂と結んで考える人もあれば，心というのを精神と結んで考える人もいます。

　私は心というのを実に単純素朴に考えていまして，動物でも人でも，その個体に主観的な現象として生じているであろうことの総体を心と考えています。主観的というと人だけの現象みたいですが，動物にだって当然あるだろうと思っています。

　ですから意識，感情，それからいろんな認知過程を含めて，そのすべての現象の総体を心というふうに，ごく単純に定義して使っています。いちばん簡単な考え方です。

河村 意識，感情，認知過程のすべてを含むのが心である。おっしゃっている意味は分かるのですけれども，それぞれがどの程度の配分であるかとか，そういうことについてうかがいたいのですが。

心は巨大な海である

山鳥 そうですね(笑)，これはおそらくアナロジーを使わないと理解できないところがあります。アナロジーでいうと，心というのは巨大な海というか，たぶんそういうふうなものです。で，海の大部分というのは水ですね，それが感情だと。その海の中に多様なものが浮遊している。魚もいれば植物もある。いろんなものがその中で活動しているわけです。光も入ってくるかもしれない。

　それは全部，表象過程。形を結んでいるものはすべて表象。表象というのは，おそらくその前段階の巨大な認知過程である感情というものの中に浮遊している。というか，感情の一部が凝り固まったものが表象で，その表象がまとまれば，一つの考えになったり，まとまりある経験になったりするのではないでしょうか。

河村 海とのアナロジーというのはおもしろい。非常によく分かります。(笑)。

「神経心理学」という呼び方

河村 本邦では神経心理学という言葉が最近盛んに使われています。欧米のメディカル・ドクターと会話する場合に，専門は何かと聞かれた時，自分はニューロロジストであり，ニューロサイコロジストであると言うとだいたい了解を得られる。

　しかし，本邦で神経心理学という用語が独立したのは最近のことで，先生の本が出版された後といってもいいかもしれません。それについて，学問を象徴するタイトルとして「神経心理学」という用語は妥当であるのか，それとももっといい言葉があるのか，先生のご意見を聞かせていただきたいと思います。

山鳥 そうですね。言葉というのは難しいですね。いちばん世界的に通用するのは神経心理学という言葉だと思いますが。これも時代の流れがありまして，大橋先生は「大脳病理学」という言葉をお使いになっていました。でも，英語のタイトルとしては clinical neuropsychology という言葉を使っていらっしゃいます。もうすでに神経心理学という言葉の普遍性をきちっと見ていらしたわけです。

臨床の学としての神経心理学

山鳥 世界的にはニューロサイコロジーという言葉のほうが通用しやすいと思います。ただ，ニューロサイコロジーという場合に，臨床をつけるべきだと思うようになっています。私の専門はまさに大橋先生の英語のタイトルのように，臨床神経心理学ということです。神経心理学はもっと広いですよね。神経心理学はうんと広い学問領域をカバーしていて，すごく大事なんで，ニューロサイエンスの一分野としてこれからすごく発展していくと思いますが，そういう広い分野の中で私などのやっていることはもっと狭いことだと思う。

ですから神経心理学という大きい関心領域の中で，臨床神経心理学を私はやっていると。あるいは，心理学という言葉があとにくると，メインが心理学になって，神経のほうが形容詞になるわけで，われわれの立場からするとそれはどうもやや気にくわないところもある。

本当いえば「心理神経学」とでもしたい。しかし，「心理神経学」という言葉はありませんから，たとえばGeschwind先生は，行動神経学(behavioral neurology)ということを言い出したわけです。アメリカでは結構定着しています。台湾の私の友人が，お前のところはなぜbehavioral neurologyとしないのだ，なぜニューロサイコロジーなんだと言っていました。私が姫路にいたときに，高齢者脳機能研究センターの設立に関わったんですが，ここには行動神経学というセクションをおきました。臨床神経心理学の意味で。そこで仕事をしている今村君は自分は日本ではじめての behavioral neurologist だと言って，この名前が気に入っていると言ってくれています。行動神経学という呼び方もそんなに悪くはないと思いますね。

行動の意味

河村 しかし，行動主義の行動とは違うわけですね。日本ではちょっと誤解が生まれる可能性があります。そういう意味では認知という言葉も誤解されやすい言葉だと思いますけれど。

山鳥 そうですね。行動とか認知とかという言葉はおっしゃるように全部歴史的な背景がありますから，なかなか難しい点があるんです。行動という言葉，つまりビヘイビアという言葉を向こうの心理学の辞書で引きますと，要するに認知活動を含めてすべての心理学的な現象を指す，というふうに書いてある。

ところが，行動主義のワトソン的な意味では行動という言葉は刺激に対する反応という非常に狭い意味で使われてきたということがあります。そういう脈絡から行動という言葉を理解する人が多いとすると，行動神経学というのはまずいと思いますね。私が使う行動神経学の行動は辞書が言っ

ているようなもっと広い意味ですが。

　認知という言葉も，辞書を引けば，メンタル・アクティビティすべてを指す言葉なんです。ところが日本語で認知というふうに訳しちゃうと，これはコグニションという意味からやや外れて，認める，知るということで，どちらかというと知覚過程，パッシブな情報処理のほうに重点がかかった言葉という印象があります。

　それに認知心理学という言葉もありますので，認知神経学という言葉もあんまりよくないのかしれません。でも，cognitive neurology という用語も使われてはいます。認知も行動も，やや意味が狭く使われていますから，もっと広い意味を表して，なおかつ歴史的な汚れのない中立的な言葉があればいちばんいいのだと思いますけどね。

臨床神経心理学と認知神経心理学

河村　いまのところは臨床神経心理学でよかろう，場合によっては，心理神経学，行動神経学なんていうところが候補になるわけですね。失語，失行，失認というのは少し用語としては馴染まない。

山鳥　どちらかといえば，あんまりよくないと思いますね。

河村　そういう率直な意見がうかがいたかったのです。たとえばこれから臨床神経心理学を学ぼうという人は，もちろん臨床神経心理学そのものを勉強することが必要だと思いますが，そのほかにどんな勉強をしなければいけないのでしょうか。たとえば心理学だとか言語学だとか，そういうものも，やはり学ぶ必要があるのでしょうか。

山鳥　これは難しい質問です。非常に難しい質問だと思いますね。臨床神経心理学をやるのに心理学の素養が必要か，それから広げると精神医学の素養が必要か，あるいは神経学の素養が必要か，神経学の素養がいるとしたら医学一般の素養も必要かということですね。

　一つの学問というのは，いくら狭くてもいろんな領域を含んでいますから，どこまで必要かというのを規定するのはやっぱり相当難しいと思いますね。たとえば，心理学の素養があればよりよく臨床神経心理学を理解で

きるようになるのだろうかというと，そうだと言い切れないところも多々あります。アメリカの神経心理学はどんどん進んでいまして，まさにcognitive neuropsychology 一色になりつつある。医者が手を引いているという気配すらあるわけですが，それはよくないことだと思いますね。

その意味で医者が患者を診ていて，興味をもって，この領域へいきなり入ってくる。そういうことがあってもまったく構わないわけで，その方がむしろ正しい。こういうことを一応勉強してからやったほうがいいんじゃないかというふうには，私はあんまり考えてないんですけれどね。

患者から学ぼう

河村 やはり患者が教えてくれるということでしょうか。
山鳥 そうですね。それは私が「高次機能障害学」という教室を主宰するようになってから，若い人に口を酸っぱくして言っていることです。「教科書は患者さんだよ」ということですが，その意味はなかなか通じません（笑）。これは，残念ながら非常に通じない言葉です。臨床家である医者にさえ通じにくい。他の分野から来る人にもこの意味が分かってほしいと思って，うるさく言っています。
河村 神経心理学を学ぶ人に対して，いろいろなメッセージをいただいたわけですけれど，先生がどうしてもこのことは言っておきたいということの一つが「患者から学べ」ということだということが，はっきり分かりました。ほかにも何かありましたら，ぜひお聞かせください。
山鳥 もう一つ大事なことは，これも僕の口癖ですが，やっぱり行動というものに興味を持ってほしいということですね。興味がなければうまくいかない。興味の重点が行動全体にある人でないと，なかなか神経心理学を押し上げていくパワーにはなってもらえない点があると思うんですね。

心理学的な現象のごく一部だけに興味があるというふうなことだと，患者が見えないわけです。患者さんが見えなければ，治療的な関心というの

もやっぱりどうしても出てこない。リハビリテーション的な問題が課題としてのしかかっているからこそ，医学の一部としての神経心理学があるわけですが，そういうリハビリテーション的な関心にまで結びつけようとすると，やはり人間全体を見る，行動変化を人間全体の行動の変容として見る，そういう方向で病像を捉えようという，そういう姿勢が必要です。

ところが，それがなかなか難しい。そのためには行動全体を興味を持って見る，そういう興味の持ち方というのがやっぱりいると思うんですね。興味の持ち方をどこに置くかということがすごく大事な問題の一つだと思います。記憶に興味があるから患者さんを診せてほしいという発想だと，結局記憶も見えないということがあるんじゃないでしょうか。

高次機能障害のリハビリテーション

河村 リハビリテーションのお話が少し出ましたが，最近，「認知リハビリテーション」という言葉が流行っています。われわれが扱っている高次機能障害を持った患者さんに対するリハビリテーション医学の展望というのを，どのようにお考えになっているのでしょうか。

短絡的な発想を戒める

山鳥 この問題には私もときどきは発言してきているんですけれども，リハビリテーションというのをすごく短絡的に捉える傾向がある。「こういう人の時には，どうすればいいですか？」，「こういう人の場合はどうしたらいいですか？」「この人はこういう記憶障害があります。そうするとこれはどうして治療したらいいですか？」という，短絡的な発想が多いわけです。

残念ながら今の脳科学，今の神経心理学の現状では，そういう短絡的な質問に対して，「じゃ，こうしましょう」という安易な答を出す段階にはないし，安易な答は出せないわけです。早い話，「こうすれば痴呆は治り

ます」というたぐいのリハ的発想というのがないわけではない。これは世間に迎合しすぎで，ほとんど香具師ですね。

　しかし，非常に大事な関心としてリハビリテーション的な関心というのがあるし，リハビリテーション的な関心がなければ，医療としての意味はないわけです。関心として非常に大事ですが，じゃ，この人は言語障害があるから言語療法士に任そうとか，記憶障害があるから記憶のリハをやるために作業療法士に任そうとかですね，そういう短絡的なことで何かが進歩してゆくとは到底思えません。

　やはり基本的には主治医とか，あるいはその患者さんに携わっているリハの専門家とかが，その患者さんとがっぷり四つに取り組んで，人間的なレベルでも格闘する。いろんなやりとりの中で，「あなたはここが問題らしい」というところがうまくチューン・イン（tune in）されると，治療する側だけでなく，治療されている患者の側にも，本人は気がつかないながらある種の洞察が生まれるということがあるわけです。

　こちらが毎日その患者さんを診て，「どうもここがおかしいんじゃないか」ということで，そのことに集中していろんな検査をしたり，質問したりしていると，患者のほうも分からないながら，ある種の洞察ができてくる。これが最も大切です。そのチューン・インがうまくいくと，代償過程が動き出すということがあるわけですね。

　ですから，日々の臨床活動そのものがリハビリテーションそのものだというのが私の考えですね。たとえば記憶障害の人が入院してくる，で，3カ月いて退院される時には，相当よくなっている。あるいは失語症の人が入院してきて，3カ月して退院する時，かなりよくなっている。必ずある程度の機能回復をして帰っていくわけです。

　それは失語症だから言語療法をしたためとか，記憶障害だから記憶障害の治療をしたためというような短絡的なことではなくて，その人の障害構造を周りがどれだけ理解したかということのほうが大きい。その周りの理解と本人の障害構造との波長がうまく合うようになる。これが私の言うチューン・インです。

患者さんのほうには，有機体としてね，ある種自然の自己修正というか，reorganization が起こるわけです。脳機能の水準でですね。それがいちばん大事だというふうに思いますね。

神経心理学とニューロサイエンス

河村 先生は大脳生理学というのを重視なさっていますけれど，あまり「認知神経心理学」だとかそういう言葉はなかったような気がします。ニューロサイエンスについてはどういうふうにお考えになっていますか。
山鳥 仲良くしなければいけない分野はいっぱいあると思うんですね。特に神経心理学というのは，脳の損傷が出す症状というものをテーマにするわけですから，損傷のない脳の研究をしているニューロサイエンスとのつながりというのは，これは絶対なくしてはならないわけで，ニューロサイエンスと仲良くする必要がある。というよりはニューロサイエンスの重要な柱の一つであるべきだと思いますね。脳損傷で出てくる症状に対する学問というのは非常に古いわけで，いわばヒポクラテスの時代からあるわけで，最近ではやや流行りではない。
河村 そうですね(笑)。
山鳥 最近では流行りではなくて(笑)，最近の流行りは非常にたくさんのテクニックを使って，ノーマルな脳を研究するというニューロサイエンスが流行りですが，それはそれですごく大事で，ニューロサイエンスの進展は諸手を挙げて歓迎なんですが，神経心理学はその中で決して後塵を拝するべきではない。

やはり今の時代でも，神経心理学はニューロサイエンスの一つの方向を提示する学問であるべきだと思います。言語一つとっても，言語がどんなふうな心理過程を土台にして働いているのかというのを，fMRI だとかPET だとか，MEG だとかというので，断片的に短い時間を切り取って，タスクも非常に細かく組み立てて，それである結晶的なものを取り出し

て，それで言語を見ていく。これは一つのやり方ですが，実際に大脳が壊れて言語が崩壊した時に，それでもその個人は言語をカバーするような行動を起こすわけですね。

　そういう力強いダイナミズムを持っている脳の働きというものについては，神経心理学がやはり脳というのはこういう柔軟さと，こういう強さ，複雑さを持っているのだということをニューロサイエンスに提示していく義務というのがあると思うんです。ですからニューロサイエンスと神経心理学は仲良くするだけではなくて，基本的に対等だと思っています。ニューロサイエンスを追っかけているというふうに，あまり思わないほうがよいと思いますけどね。

リハビリテーションの本質

河村　リハビリテーション医学については。
山鳥　リハビリテーションについては，臨床神経心理学というのはリハビリテーション医学そのものだというふうに私は理解しています。ですから臨床神経心理学の隣にリハビリテーション医学という領域があって，それでリハビリテーション医学に，たとえば言語療法士がいて，作業療法士がいて，それで神経心理学とつながっている，というふうには私は考えていないです。

　私は臨床神経心理学という非常に複雑で難しい領域に，主治医とか，心理の人とか，言語療法の人とかが集まって，いったいこの人の症状はどうなっているんだろうかと，どうしてこの人はそれに対抗しようとしてるのだろうかという問題に，よってたかって取り組んでいること自体がリハビリテーションだと考えています。リハビリテーションというのはマニュアルを提示することではないというのが私の立場です。

　ですから一昨年（1998年）のリハビリテーション学会のシンポジウムで発言の機会をいただいた時にも，基本的に症状構造を理解するというこ

とが即リハビリテーションであるというような発言をしたんです。リハビリテーションというのはマニュアルであって，失語症の人がきたら，これとこれとこういう訓練をしてください，というふうにこちらから何か処方を出して，処方を受け取ったほうがこれとこれとを時間を切って1日30分ずつ治療すると，そういうことではない。

　これはまったくリハビリテーション医学でないと思うんですね。で，主治医と患者が格闘して，患者がその中で自分の有機体としての個体を環境に適応させ，それで社会に適応していくという過程そのものがリハビリテーションであって，それ以外にリハビリテーションはないというふうに私は考えています。

第6章
「知情意」の神経心理学

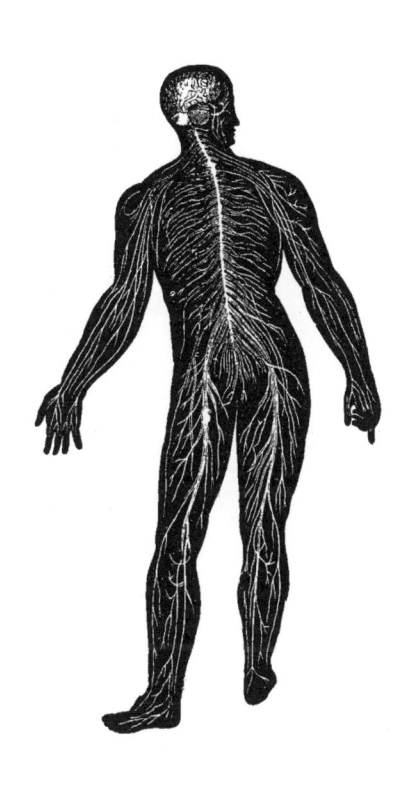

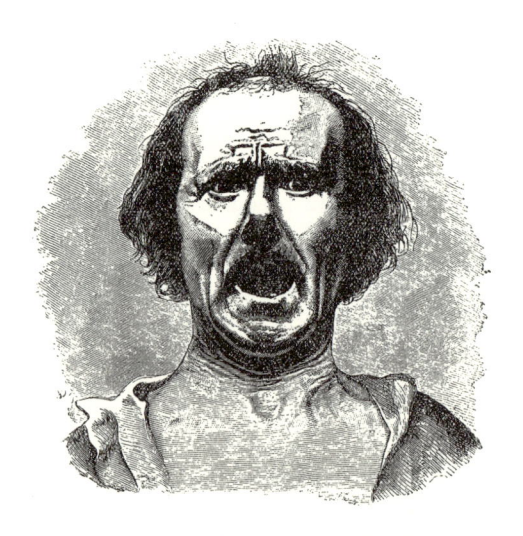

第二十一圖　戰慄と苦痛　（ドクトル・ブシエヌの寫生より）

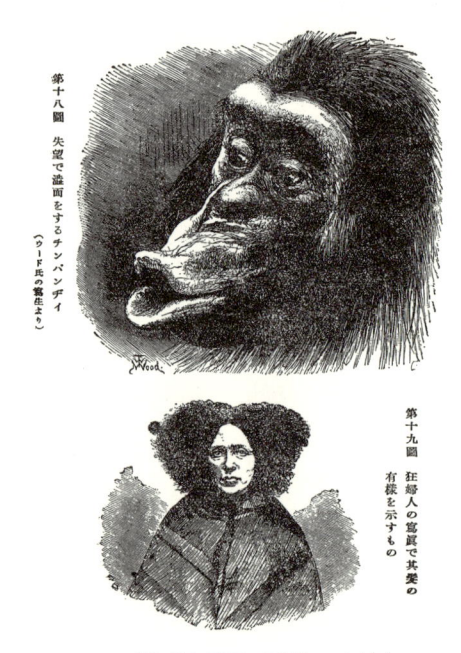

第十八圖　失望で澁面をするチンパンデイ（ウード氏の寫生より）

第十九圖　狂婦人の寫眞で其髮の有樣を示すもの

Charles Darwin 著『人間及び動物の表情』（石川千代松訳，春秋社刊，昭和5年）

脳と芸術

河村 注意，意識，心，その前に知能についてのお話しをうかがいました。次に人間の脳の活動の中で最も洗練されたものといいますか，人の頭を使って成す行為の中で最も高次なものは，文学だとか，美術や音楽などの芸術であると思います。芸術的行為と脳との関連について，お考えをうかがいたいと思います。

芸術が伝えるもの

山鳥 これも割合昔から考えていることですが，優れた芸術というのは何を伝達しようとしているのかという問題。絵なんかみていると，作者はこの絵で何を伝えようとしているのだろうなどと考えてしまうことがあります。

　私の考えでは，芸術というのは感情を伝達しているんだと思いますね。それもわれわれが知ってるような喜びだとか，悩みだとか，苦しみだとかというふうな単純な感情じゃない。われわれの心の中にはもっと複雑な感情が生起してるわけですね。

　それは形を持ってませんから把握しようがないわけですよ。その把握しようのないものをいかに形に表すかというのが芸術の一つの働きではないでしょうか。ですから，表象を使って，表象化されていないもっと深い海の状態を表現しようという悪戦苦闘の結果みたいなものが，芸術作品じゃないかという気がします。

　優れた芸術を見ると感動する。しかし，その感動が何だか分からないというのが普通の人の感覚ですよね。これはすごい，何がすごいのかよく分からない，極端な人だと何だかわけ分からんけど泣けてきたとかいうふうな，そういう体験を語る人がありますね。

　それは一体何かというと，それはたぶんわれわれの中で波打っている形

のない感情と，眼前の作品が伝える何かがうまくシンクロナイズするというか，その芸術が伝えている形象と自分のいわば無形の形とがうまく同調する，ということではないでしょうか。そういう現象が起こることが，感動する，ということだと思います。

表象化されない感情を伝達する

山鳥 芸術がどうして必要か，どうしてそんなものがいるかというと，われわれの中に形にならないもの，形象未分の認識がいっぱいうごめいている。この表象化されない部分，つまり感情の部分にわれわれの評価のいちばんの基底があるわけですが，この基底の部分というのは通常はうまく表現されないわけです。

それを優れた芸術家が表現してくれる。もし時代の精神，いわゆるツァイトガイストというものに合っていれば，その芸術はすごく反響を呼ぶわけです。一方で時代の精神に合わなくても，それが1000年前のものであっても，われわれの感情の波長に合えばやっぱり感動させられます。

感情というのは非常に古形的なものですから，千年前の感情であっても今の感情と同調しうるわけです。感情をうまく表現しようとする営為，形のないものを形にしようとするプロセスが芸術家の営みだというふうに私は理解しています。

河村 芸術には感情だけが関係していて思考は関係しないのですか。

山鳥 感情を表現する時に，何らかの手持ちの手段を使わざるを得ないわけです。それは書道家だと書道という手段を使わなきゃいけないし，彫刻家だと石で掘り出す，あるいは何かを練り上げるという手段を使わざるを得ないし，文学者だと言語という手段を使わざるを得ない。

その既知の手段で，今までにない現象をどうやって作り上げるかという時に，思考がいるんじゃないですかね。ですから，思考そのものはそれを練り上げるときのチェック機構であって，思考が物を作っているんではな

いと思いますね。

幼児体験としての小説

河村 芸術についてもう少し聞かせてください。先生のお父様は確か国語学者だったとうかがっておりますが，先生のお宅には鷗外全集があって……。森鷗外の作品について，脳研究者としての先生の立場から語っていただきたいのですが。

山鳥 そりゃ，無理ですねぇ（笑）。うちの家は変な家でしてね。親父は国語学者じゃなく，国語の教師だったんです。僕の小学生の頃って戦後すぐでしょ。小学校1年生の時が昭和21年です。で，本を買ってくれないんですよ，全然。本というのはね，親父の本しかない。しょうがないから，小学校の頃から字が読めるようになっても読むもんないから，漱石をひっくり返してみるとか，鷗外をひっくり返してみるとかですね。その辺にある親父の本しか読むものがありませんから，そういうものをながめていました。子供の本などはあんまり読まずに育った変な人間なんです。

　幼児の体験としてはちょっとひどすぎますけど，鷗外とか漱石とかいうのは，子供の暇つぶしの対象だったわけです。読んだって，ほとんど意味というのは取れない。字面を追ってるだけなんだけど，それでも結構読むのは読みました。小学生の高学年から中学生ぐらいの時ですね。鷗外の小説を読んだからといって，それがどういうインパクトを与えたかというと，そういう水準のものではなかったですよ。ですから，鷗外についてどうと言われてもちょっと困りますね（笑）。

視覚過程を露にする絵画

河村 最近，岩田誠先生が『見る脳・描く脳』という本をお書きになって，毎日出版文化賞という大変な賞をお取りになりました。われわれとほとんど同じ立場にいる脳科学者が，この本の場合は美術ですけれど，芸術に立ち入って，それで一般的な評価も得るということが現実にあったわけです。そのことについていかがでしょうか。

山鳥 岩田先生の御本は本当に面白い本ですね。大脳生理学，特に視覚生理学と，あの先生の持っていらっしゃる該博な美術の知識とがうまく組み合わされていて，すごく説得力がありますね。視覚過程というのが，ある程度分解できるということを視覚生理学は教えてくれるわけです。

その視覚過程を分解できるということと，実際に優れた芸術家が自分の芸術表現をする時に，そういういろんな視覚プロセスを，知らず知らずの間に掘り出して，それを表現しようとしているということを，岩田先生はすごくうまく明晰に分析してみせてくださっているわけです。優れた評論だと思いますね。芸術鑑賞の手引きとしても優れた本だと思いますし，この立場は私が言ってますような，感情をいかに表現するかということともつながってくるように思うんです。

絵を描く時に，どういう表現をすれば今の状態をいちばんうまく表わしうるかという芸術家の苦闘が，ある時には自己の中の深層の活動というのかな，深層の対象というのかな，そういうものを分解し，組み立てているプロセスそのものの発見につながる，ということがあるのではないでしょうか。あくまで自分の感情の基底にある評価できないもの，あるいは分解できないものを，いかに形に表現しようかという，そういう流れとして読み取ることもできると思います。

芸術する脳

河村 「知・情・意」についてうかがいたいと思います。優れた芸術は感情を伝達して，理由は分からないけれども人を感動させるというお話をうかがいましたが，芸術にはいくつかの種類があります。

まず，美術，それからもう一つは音楽，それに文学。これらは多くの人が非常に大切であると考えています。もちろんこれらの芸術も人の脳で処理されるものだと思いますが，それについて先生のご意見をお願いします。芸術と脳との関連ですね。

山鳥　芸術などを，私がしゃべるというのはとてもじゃない無理なことで，本当は芸術家に聞かないといけないんですが，一応心を考えている人間として言いますと，われわれの心の構造というのは，感情とそれからいろんな表象と，その表象を操る機能の三つからなっていると思いますね。

感情と表象と表象を操作するもの

山鳥　やや繰り返しになりますが，もう一度整理してみましょう。感情というのは表象になっていない心の働き，それから表象というのは一応それがイメージできる，われわれの頭の中でイメージできるような意味で，ある種の形を成しているものだと思うんです。その形を成している表象を操作している働きもあるわけです。

　感情を情といい，表象を非常に広くとって，古人の言葉にあてはめて知といい，その表象を操作するものを意というふうにむりやりあてはめて，考えてみますと，古人の「知・情・意」でうまく心を言い表せます。ただちょっと並べかえたい。その「知・情・意」という言い方を，「情・知・意」というふうに言い換えれば，それで心の基本的な働きというのはある程度理解できるわけです。

　文学は，その知の働きである表象を操る芸術です。言語表象を使って何かを表現しようとするわけです。美術はそういうものを使いませんが，何らかの形で表象しよう，表象しようという働きです。その表象しようとするものは何なのか，何を形にしようとしてるかというのが，いちばん分かりにくいところですね。

　感情という基本的には形のないもの，われわれの心のいちばん基底にあって，われわれにとって最も深い存在なわけですが，それを何とか形にしようとするのが芸術の働きじゃないかと思うんです。会話をするというのは記号を使って意味を伝達します。芸術は意味を伝達しているのかというとちょっと違うと思うんです。

　芸術というのは，われわれが共通にもっている感情ですよね。共通にもっているけれど，形にはなっていない。そういう感情を何らかの手段で形

にして，それがうまく相手とシンクロナイズすれば，つまり相手の感情と波長が合えば感動を呼び起こす，あるいはそこで理解が成立する，共感が成立するということだと思うんです。

　芸術の大事なところ，あるいは芸術の素晴らしさというのは，そういう誰か極めて優れた人でないとすくい出せない，そういう形を成さないものをすくい出して形にする働きにあるというふうに，私は勝手に考えているんです。

時空を越えた心のコミュニケーション

河村　そうしますと，時空を越えた感情と感情とのコミュニケーションとでもいいますか。芸術というのはそういうことと解釈してよろしいでしょうか。

山鳥　そうですね。確かに空間を越えている，時間を越えているということはありますね。われわれの感情というのは，これは極めて原始的な時代からそんなには動いていないわけです。微妙には動いてきていますが，そんなには動いていないわけで，たとえばラスコーの壁画が今でもわれわれを圧倒的に感動させることができるというのは，ラスコーの絵を描いた人の心の動きと，われわれの心の動きにそんなに差がないということを意味しているのではないかと思います。

　あるいは，縄文時代の，何だか燃えるような，踊るような，稚拙なような，優れたような，ああいう土器が何となくわれわれにある種の心の揺れを起こさせるのは，やっぱりその人たちがあれらの土器を作った時にもっていた感情と，それを受け取る現在のわれわれの感情との間にそんなに距離がないということを表していると思います。そういう意味では時を越えたものだと思います。

　また，アフリカの太鼓がやっぱりわれわれに何かをもたらす。あるいはインドの不思議な楽器がやっぱりわれわれに響くものがある。するとこれ

は空間を越えて，共通の感情を呼び出す力を持っているんだと思います。そこで具体的に理解されるような意味というものは，別に何も伝達されていないわけですが，感情が伝わってくるということなんじゃないでしょうかね。

河村 心と心のコミュニケーションとでも言ったらいいんでしょうか。

「顔」認知と「表情」認知

脳の臓器としての役割には少なくとも二つがあり，一つは言語などのコミュニケーションの役割，もう一つは環境の中に自己を適切に置くという役割である。

相貌失認では妻や子の顔が認知できなくなった相当の重症例でも，笑い顔，泣き顔などの表情認知は保たれている。不思議だな，と以前顔認知の研究に熱中していた時に感じていたが，最近この理由が分かった。

「顔」認知と「表情」認知は同じ顔を対象とした認知で一見同一の脳内処理が直感されるが，実はまったく異なった機能をもちその脳内機能も異なっているはずなのである。

その理由は次のようなものである。他人の顔は環境刺激として，風景などと同様に非常に重要な意味をもっている。この人が自分の母親で，あちらは子ども，そちらは初めて会う人であるという顔の認知・同定は環境の中に自己を適応させるために必須の材料である。一方，他人の喜怒哀楽の表情を認知するということは，人と人とのコミュニケーションにおいて重要な機能である。「表情」はたまたま「顔」に書かれた文字であり，身振りなどと同様に非言語性のコミュニケーション手段ということができる。つまり，「顔」認知と「表情」認知とは異なった生物学的意味をもち，その脳内機構は違っていてもごく当然なのである。

「顔」認知の障害は右舌状回・紡錘状回病変で生じ，「表情」認知は扁桃体病変と大脳基底核病変で起こる。

言語と音楽の脳内機構

山鳥 まあ，そうですね。心と心ということになると思いますね。先生は特に音楽に造詣が深いので，むしろ私のほうからお聞きしたいんですが，文学というのはわれわれが持っている人為的な記号を操っているわけですけれど，音楽の持っている芸術性というのは，どういうふうに考えるといいんでしょうか。

河村 そう造詣が深いわけでもないんですが，お答えいたします。もちろん文学において文字という媒介は非常に重要ですけれども，音楽においても同様のものがあるわけで，それが楽譜という記号です。それは世界共通言語でして，今は同じ五線譜に書かれた譜で日本人も欧米人も同じ言語を使って音楽を理解できるわけです。私は脳内言語機構と音楽の脳での処理機構とは非常に似たところがあると考えています。

　つまり歌うという機能は発話に似ていますし，音楽を聴く行為は聴覚的な言語理解と同様です。先生の研究にもブローカ失語の患者さんが話せないのに，うまく歌えるという Neuropsychologia の論文がありますが，それは私が言ったこととは一見反対のように思えますが，実はそうではなくて言語障害をもった患者さんが歌を歌えるということもあるわけです。

　それは音楽の脳内機構と，言語の脳内機構とは厳密には異なるということを示していますが，それは一方の事実です。それで，少し前はそのことが強調されすぎて，左脳は言語脳であって，右脳は音楽脳というのが，神経心理学でも一般的であった時期があります。しかし，今はちょっと違っていて，臨床神経心理学的な研究でも，それから機能画像の研究でも，音楽のじょうずな人では音楽機能は言語機能と同じようにやはり左半球に優位性がある，しかし，詳細には言語機能とはちょっと違うというのが一応の結論だと思います。

楽譜の読み書きの障害

河村 私が経験したなかで最も重要だと思っている患者さんは，今でも超一流オーケストラの現役トロンボーン奏者なんですけれど，数年前に左の角回に限局性の脳出血を起こしました．左角回は文字の読み書きの中枢として Dejerine 以来知られているわけですが，その患者さんはそこの障害で文字の読み書きだけではなくて，楽譜が読めない，書けないという症状を示しました．

およそ１年程，フォローアップしてわれわれが得た結果は，やはり楽譜の読み書きは文字の読み書き同様に，左の角回で処理されているということです．この経験などから，言語と音楽の脳内機構は類似性が高いと考えています．私の話せることはそんなところだけなんですけど(笑)．

山鳥 芸術ということに関してはどうですか．音楽が表している，芸術的な表現力と，あるいは言語で表す詩とか，文学とかというのは芸術というのは，何か基本的なところで差があるんでしょうか．

諸芸術の源泉としての感情

河村 おそらく，根本は差がないというふうに考えてます．先生が先程おっしゃったように，感情を伝達する手段が芸術であるということには同意いたします．

しかし，私は芸術作品を味わうまたは創作する時に最も重要な脳機能の過程は感情だけではないと思っています．思考の過程も大変大切で，芸術的行為とは自分の脳に生じた感情と思考とを連合させる操作であると考えています．

さらにそれを他の人に伝える手段でもあります．音楽は聴覚的に，絵画は視覚的に，文学は言語的に人の脳を刺激します．言語は視覚，聴覚，体性感覚のすべてと関連しているわけですが，芸術刺激は認知されて，記憶との照合が行われ，たぶんそれから好き嫌いなどの感情処理に移行します．同時に思考処理もなされるでしょう．感情の内容は喜び，悲しみ，怒

り，恐怖，嫌悪などで，思考の内容は推論，判断，内省，プランニングなどです。

　音楽から得られる感動というのはこれらの感情と思考とが連合した，非常に抽象的なものです。文学から得られる感動というのは，もう少し具体的な意味を持ったものであると思いますけれど，感動の内容は，音楽同様にもう少し抽象的なものなんだと思います。それはおそらく美術もそうだろうと思います。入力のモダリティーがそれぞれ異なるわけですけれども，それぞれの芸術から得られる感動というのは，おそらく同一なんじゃないかと，そんな気がしますが，先生いかがでしょうか，その点は。

山鳥　いや，私は音楽はよく分からないので(笑)，同じようなことだとすれば非常によく分かるし，おそらく美術もそうなんでしょうね。

河村　そうですね，僕は絵はへたですし，それから鑑賞するという習慣もないんですけれども，当然，同じようなものだろうと想像しています。

西洋画と日本画の間

山鳥　美術で面白いのはたとえばヨーロッパ流の絵と，中国が育ててきて南宋から日本に入ってきた禅画的な絵というのはかなり違うんですよね。伝達している世界というのが神韻縹渺というような言葉を使いますが，中国の風景画とか禅坊主の描く絵とかというのは，あれはある種の精神的な形というかな，感情が昇華した状態，感情が知を吹っ飛ばして昇華された状態というふうにいえるかと思うんですけれど，そういう精神的なものを表現しようというほうに向かっていた。

　ところが，ヨーロッパの油絵というのは決してそういうほうには向かなくて，具体的に前にあるものをどういうふうに描くか，今度は逆にそれをどう壊すかというやり方で進んできていると思うんです。抽象的絵画というのは，また違うんでしょうけど。ですから美術が伝達しようとしている感情の形というのも，やっぱり方法によってはかなり違うものを伝達しう

るという気はしますね。

── 視覚の問題のところで，先生は平面に色がついているということを，形態を意味する一つの記号みたいなものだというふうにおっしゃいました。つまり絵というのは視覚芸術であり，形態や色を用いて表現するわけです。後期印象派からシュールレアリスムの前の表現主義，キュービズムなどへの移行というのは非常に根本的なパラダイム・シフト，すなわちものの見方の革命が起こったということだと思うんです。

古典的な人物画，肖像画とか，静物画，たとえばセザンヌの山のサン・ヴィクトワール山でもいいですし，りんごの絵でもいいんですが，そういう平面絵画とは別に立体彫刻があります。ふつう彫刻は彩色をせず，モノクロームですが，ヘンリー・ムーア的な水平的なものもあれば，ジャコメッティみたいに垂直的人物しか描かないものもある。それからブランクーシみたいに具象ではなくて非常に抽象的なデフォルマションを行なっている人もいます。神経心理学的にいえば彫刻と立体絵画，あるいは立体と平面というようなものを，先生としてはどういうふうに位置づけて考えて鑑賞されているのでしょうか。

平面絵画と立体彫刻の違い

山鳥 それはすごく面白いですね。僕は彫刻ではミケランジェロが好きで，ミケランジェロの作品は全部見てやろうと思って，うろうろして結構見たと思いますが，ああいうものが持っている圧倒的な迫力というのは絵にはないですね。そんなことを生意気に言えるほど，ものは知らないですが，ミケランジェロの絵が持っている迫力と，ミケランジェロの彫刻が持っている迫力というのは，やっぱりかなり違うものがありますね。

それは三次元性と二次元性，立体と面との違いがそういう迫力の差を生むのかもしれませんね。ただ，三次元で表すことのほうがずっと難しいのではないでしょうか。だから三次元の彫刻で，たとえば日本の通りに建っ

ているようなものには，ないほうがましというものが非常に多いわけで(笑)。失敗作が圧倒的に多い。二次元の絵よりは表現媒体としては難しいんじゃないでしょうかね。でも，表されているもの，迫力というか，何かそこに表われているものは，基本的には同じものだと思います。

河村 美術ではよく，テクスチャーということを言います。平面というのは確かに表面的で，二次元だからそういう意味であまり冒険ができないかというと，必ずしもそうではなくて，印象派からピカソでも絵を描いて，ゲルニカを描いたりする。今までと同じ形態と色というものを使うけれども，その描き方が完全に違ってきましたね。そういう色や形態から惹起される手触りとか，彫刻の持っているゴツゴツとした，原始的なプリミティブな感覚の手触りがある。

セザンヌみたいな厚塗りの油絵とか，それの積み重なりが与える，われわれに対する視覚的，触覚的，それらが渾然となって一つ圧倒的な印象を浮かばせる。そういうところは非常に神経心理学と関わりが深い領域じゃないかと思うんですが。

山鳥 関わりが深いでしょうね。芸術の神経心理学なんていうのが，まあ，岩田先生はそれを実際にやってらっしゃるわけですが，あっていいと思いますね。

河村 美術は視覚的な芸術なんですよね，当然。それから音楽は聴覚的な芸術ですが，体性感覚的な芸術というのは，そういえばないですね。

山鳥 彫刻でしょうね，ある意味ではね。

河村 彫刻というのは見るものではないんですか。

山鳥 見るものですが，作るときは触って作っていますよね。それに加えて全身の動き。動きが主でしょうが，触覚的，ハプティックなものが結構重要でしょう。見る場合は，触らせてもらえませんから，絵とそう変わらないかもしれないですけれど，やっぱり空間に置かれてるということと，面に描かれているということとは，根本的な存在の差というのはありますね。

五線譜の思想と現代音楽

──　音楽というのは時間芸術と普通よくいわれるわけです。そこにはだから色も形も目に見えたものとしてはないけれども，ある音楽的な時間の推移の中で，リズムがあってプロソディーがあって，旋律がある。ただ美術関係で先ほど言われたような形で，一つの根本的な革命というのが，この 20 世紀にありましたね。音楽の場合にはシュトックハウゼンの十二音階とか。同じ共通の言語として楽譜があると言われましたが，そういうものはどういうふうに考えたらいいのでしょうか。

河村　あまり変わってないです。音楽のほうは十二音階というのは一つの重要な試みだったんですが，基本的に失敗しているらしいです。誰もそれに追従する人は今いないんです。ほとんどいないですね。

　作曲をする上でいちばん流行っている楽譜形態は実は五線譜以外の図形楽譜なのです。たとえばカナダの作曲家マリー・シェイファーが 1983 年に出版した，スノーフォームズという女声合唱曲では，五線譜は使われていません。まるで模様ですね。

山鳥　ということは，絵みたいということですか。

河村　ほとんど絵です。模様の意味や位置関係を理解しないと譜面が理解できないんです。それは明らかにいわゆる音譜とは異なった言語なんですよ。そういう試みが一つあります。

　またクセナキスというギリシャ人を両親としてルーマニアで生まれた作曲家の作品もおもしろい。こちらは五線譜で，譜面づらは何の変哲もない書き方ですが，実は音と音との関係には深い意味があるのです。数学的原理によって音楽の形成をなしたプロモーターなのです，クセナキスという人は。作曲家になる前は建築家としても有名でした。クセナキスの音楽は，グレン・グールドがとてもうまく弾いています。

　クセナキスの譜面は視覚的に見ても美しい。それはヨハン・セバスチャ

科学と芸術のアマルガム

　本書にもあるように，同じ文字でもアルファベットと漢字とでは脳内機構が多少異なっていることが明らかにされた。音符や歌詞も一種の文字であると思われ，楽譜はいわば文章のようなものであるともいえる。

　ところで音楽の処理は脳内でいったいどのようになっているのであろうか。少し前には右脳が音楽脳，左脳が言語脳と呼ばれ，音楽と言語では脳内機構がまったく異なっていることが脳研究者たちの中でも強調されていた。

　しかし最近では，少なくとも熟練の音楽家ではこの二つの脳内機構は類似している面があることが明らかにされつつある。特に「楽譜」の読み書きと「文字」の読み書きとはほとんど同一といってよいほど類似の脳内システムで処理されていることが示唆されている。

　音符も文字なのだ，と言いたいところであるが，そう単純ではない。なぜなら，民族によって使っている文字が異なるように，楽譜にも様々なものがあるからである。

　現代音楽には五線譜を使わない図形楽譜はいくらでもある。たとえばカナダのマリー・シェイファーの女声合唱曲。五線譜を使ったものでは，エリック・サティは「スポーツとディベルティメント」というシャル・マルタンのアール・デコ風の素敵なデザインを組み合わせたしゃれたピアノ曲を書いた。また，ギリシャ現代の作曲家ヤニス・クセナキスは数学的素養を音楽に活用した人で，その打楽器曲の楽譜は整然として数式のようである。サティの楽譜は「絵画と音楽のマルチモーダルアソシエーション」といえるが，クセナキスのものは，「科学と芸術のアマルガム」と自分で述べている。

　これらがすべて同じ脳内機構で処理されているとは思えない。

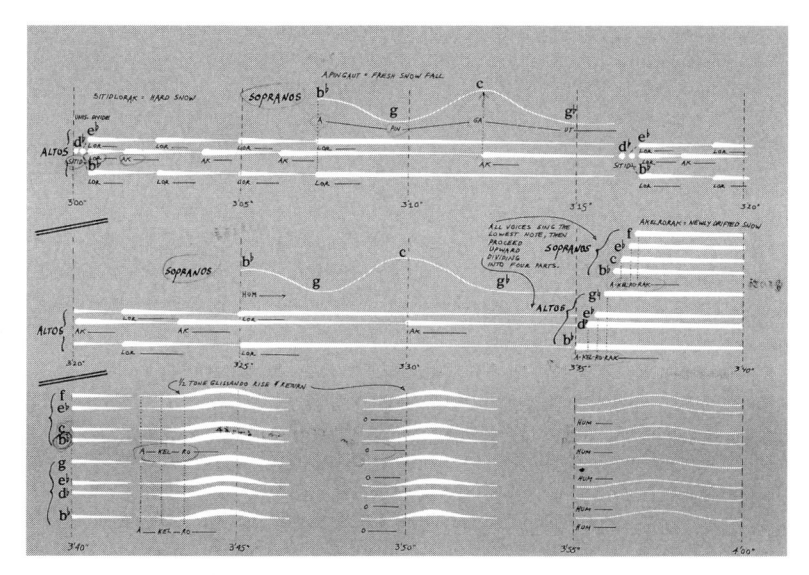

図形楽譜の一例 カナダの作曲家 R. Murry Schafer が 1983 年に出版したスノーフォームズという女声合唱曲の楽譜の一部。五線譜は用いられていない。

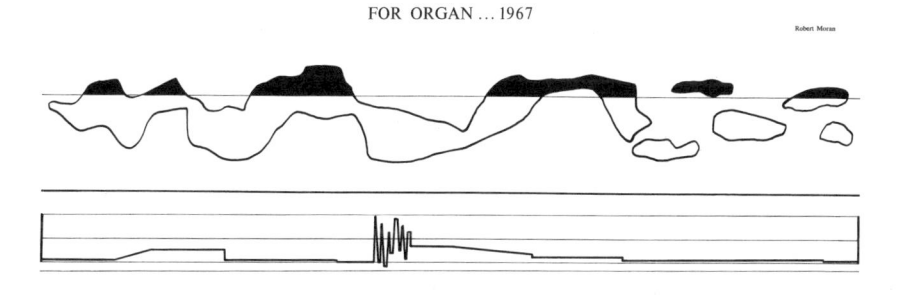

図形楽譜のもう一つの例 Robert Moran が 1967 年に作曲したオルガン曲。音程，リズムの指示はない。演奏時間も自由でよい。

ン・バッハの楽譜も同じで，どういう訳かわかりませんが，五線譜の音楽ではよい曲は譜面を見ても美しくできているのです。

一方，図形譜でもきれいなものはたくさんあります。しかしこちらでは視覚的なものの助けを借りるほど，音楽は稀薄になるということがよく言われています。図形譜から音をイメージするのは割に楽にできるらしく，そのために音楽も気楽で，集中力に欠けたものになってしまうのかもしれません。

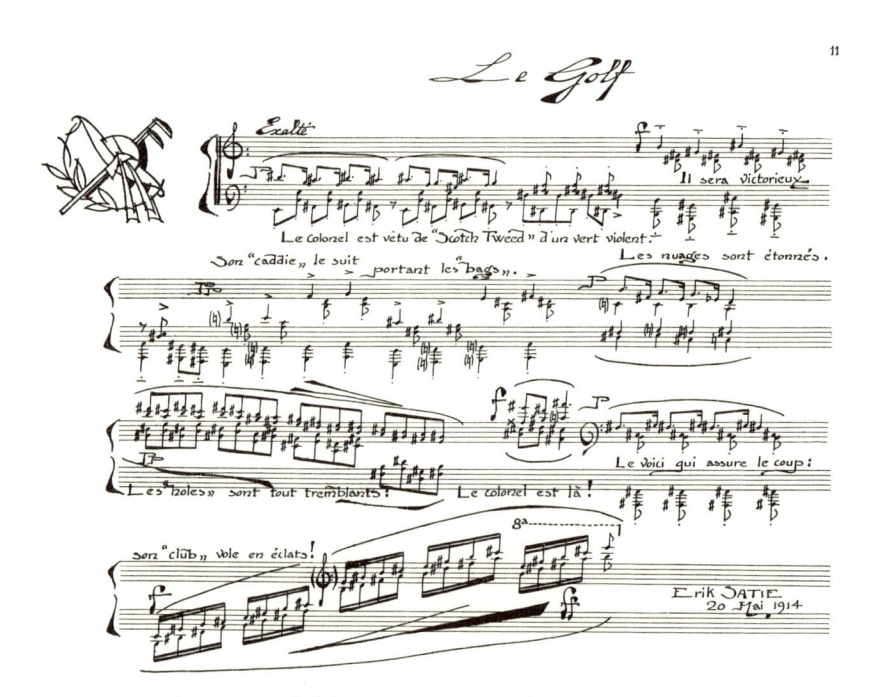

Erik Satie が作曲し，C.H. Martin がデザインしたスポーツとディベルティメントの自筆譜。タイトルはゴルフ。最後のところに「彼のクラブがはじける」という指示が書かれている。

『草枕』とグレン・グールド

―― カナダの天才的ピアニストであるグレン・グールドは『草枕』という夏目漱石の小説をカナダの国営放送で朗読し，世界にいちばん知らしめた人ですが，『草枕』の主題である「知・情・意」や，「非人情」に，晩年のグールドは共鳴した点についてはいかがでしょうか。

河村　「夏目漱石とグレン・グールド」について非常に趣味的な文章を最近書きました。タイトルは，「非人情の脳内機構：グールドと漱石の共通感覚」です。グレン・グールドという人はカナダのピアニストで日本で特に人気があります。コンサート・ドロップアウトといいまして，音楽会では弾かなかったんです。もっぱらスタジオで弾いて，それをレコードに録音して，聞いてもらうという立場をとった奇妙な音楽家です。

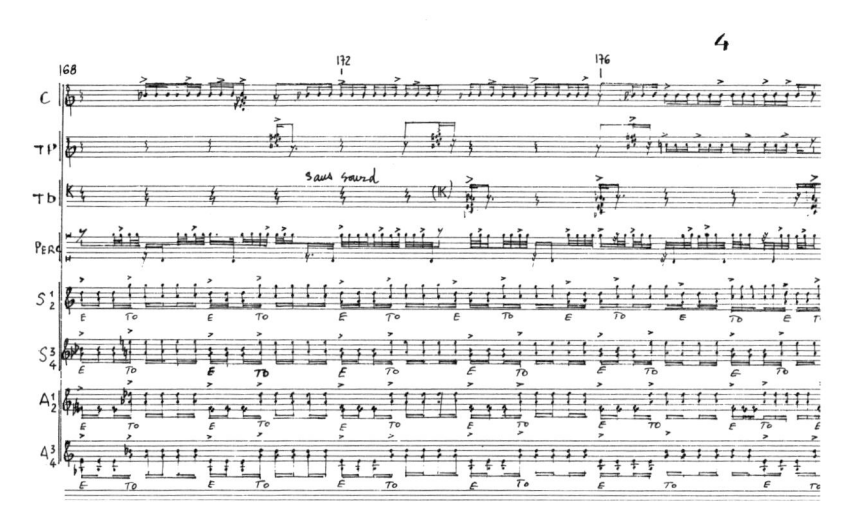

Iannis Xenakis の「太陽の歌」。楽譜はきわめて整然としているが，かもしだす音響は逆にたとえようもなく混乱しているように聞こえる。

50歳で亡くなるんですが，その時に枕元に二冊の本が見つかって，一冊は聖書でした．それは理解できるんですが，もう一つが夏目漱石の『草枕』の英訳本だったのです．グレン・グールドは草枕を20年以上繰り返し読んだ，つまり，愛読書だったのです．で，たくさんのメモがしてあって，おまけに『草枕』をいくつかの楽章に分けて，ここからここまでを一楽章，ここは第何小節なんてことまでして，ほとんど暗記していたらしいですね．

「街の顔」と「人の顔」

　ひどく忙しい外来の新患の1人がその患者さんであった．自宅をみても自分の家とは思えない．知っているはずの街並みが初めて見たもののようである．このような訴えは相貌失認の患者さんが，自分の顔がわからない，妻や子の顔もわからないというのによく似ている．この患者さんはそう，「街の顔」が認知できなくなったのであった．

　その患者さんの病巣は，相貌失認が起こる右舌状回・紡錘状回の前に接した，右海馬傍回にあった．その後数例を重ね，「街並失認」と命名したが，この用語には批判が多く，共同研究者の高橋伸佳先生が学会で発表するたびに誰かに文句を言われた．用語を変えようかと相談しているうちに，他の施設から次々に「街並失認」という演題が発表され始め，論文も出版されるようになった．学術用語も一人歩きするのだということを初めて体験した．

　地理認知は顔認知に比べて研究が極端に少なかった．しかし風景刺激は顔刺激と同じくらい重要な環境刺激で，「街の顔」と「人の顔」の認知機構は区別して考えなければいけないが，類似の機構で処理されていることが示唆されている．漱石は人の顔の表情や性相（physiognomy）を描写する名手であった．

『草枕』と「知情意」の世界

河村 『草枕』というのは漱石の芸術論といえます。漱石の芸術に対する論考はいくつか知られていますし，グールドも芸術論にすごくこだわった人です。ですから彼が『草枕』を好んだということは分かるんです。

　しかし，明治期の日本の作家である夏目漱石と今人気のクラシックのピアニスト，それもカナダのピアニストとの交流は，時空を越えたもので非常に不思議なんです。そこを解明しようと試みて，一応結論を文章にしました。

　私の考えを簡単に言えばこうです。グールドと漱石は共通感覚を持っていた。それは彼らの芸術観・人生観でもあり，それが「非人情」と表することのできる心の部分なのです。

　グールドは演奏会をやめて，聴衆の様子をうかがいながら自分自身の芸術を組み立て直すというようなことはやめちゃったんです。一方，漱石の『草枕』の冒頭「山路を登りながら，かう考えた。智に働けば角がたつ。情に棹させば流される。意地を通せば窮屈だ。兎角にこの世は住みにくい」は，人と人とのコミュニケーションにおいて，自分の「知・情・意」を発揮することの困難さを主張した文であると読み取れます。

　グールドも漱石も，人と人とのコミュニケーションから得られる喜びにあまり大きな期待を寄せず，むしろ否定的な境地に達したのだと思います。

　外界の刺激は認知され，それに応じて行為がなされるとき，記憶という基底とは別に，思考と感情とがあると考えています。その脳の仕組みをうまく効率的に動かすためには，自分以外の他人は生活していくために非常に大事なんですが，自分自身の芸術を発揮する時には邪魔になり，うまく脳が機能しなくなるのじゃないかと思います。

　ですから，グールドも夏目漱石も人と人とのコミュニケーションに対す

る諦め，それでいかに自分自身の脳を効率的に動かすかという方法を探っていて，その方法が「非人情」であるというのが私の結論です。

漱石の「非人情」

河村　脳には二つの役割があると考えています。一つは自分の脳と他の人の脳とが会話し，刺激し合うことを可能にするコミュニケーションの役割です。もう一つは環境の中にいかにしてうまく自分を適応させるかという機能です。「非人情」の思想は前者の役割を否定し，後者を肯定するところにあります。これは東洋的な感覚なんですね。

　グールドも漱石もきっと他人に惑わされない心の静寂を激しく求めていた人ですよ。そしてそれは，環境の中に自己をうまく適応させた時に初めて生まれるものだと思います。

　先生はやはり『草枕』について，とても親近感を持っておられるということを，最近の本でも書いてらっしゃいますし，私も以前から存じ上げているのですが，『草枕』についてどんなことを先生はお感じなのでしょうか。

山鳥　いや，僕なんかに批評できるような作品ではないんですが，とにかくいいです。なんといっても読後感が素晴らしい。読んだあとホッとするというか，何か非常に爽やかな，しかも非常に高尚というか，今頃あまり流行りませんが，高尚で品がよい楽しさというのがありますね。『草枕』で彼が強調しているのは「非人情」ということですけれど，「非人情」というのは非情ということではないし，人情がないということでもないし，ちょっと距離をおこうというわけですね。

河村　惑わされないという意味です。

山鳥　ですから「知」に働くと角が立つから「知」には働かないようにしようと，「情」に竿させば流されるから「情」に竿ささないことにしようと，「意地」を通せば窮屈だから「意地」も通さないことにしようと。そ

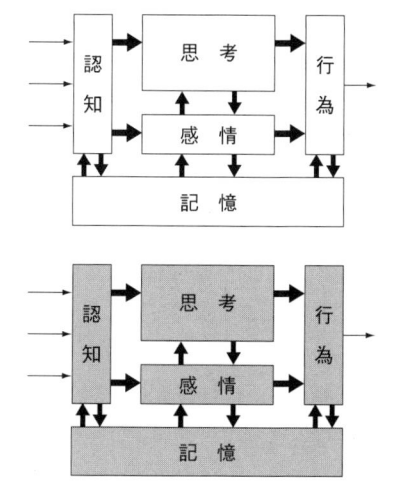

「非人情」の仕組みを示す図 上段が意識された心の部分であり，下段が潜在的な心の部分である。「非人情」は心の静寂を得るための一つの方法である。環境の中に自己をうまく適応させた時，心の静寂が生まれる。それはこの図で示した心の仕組みが，何ものにも邪魔されることなく円滑に機能した場合に初めて得られる。

「非人情」の脳内機構では，認知・行為・記憶・思考・感情の関連が円滑であるので互いの関係を示す矢印が太い。また感情より思考が優位の処理機構であるので，思考の箱が感情より大きい。

うすると知も，情も，意もちょっと離して，それが彼のいういわゆる「非人情」なんですね。だからあそこに出てくる人たちというのは，完璧な一幅の絵になってますよね。あれは彫刻ではないんですね。

確か志保田の那美さんが何か言ってますよ。「あなたは，そんな蟹みたいな横幅ばかりの世界が好きなんですか」とか何とか。まさにそれは自分の作品を自分で批評しているわけで，あれは絵なんです，ある意味で。彫刻の深さはない。でも，計算し尽くされたよさ，完成品としてのよさというのがやっぱりあるんじゃないですかね。

河村 読後感がいいという言葉で，先生は『草枕』について語られましたけれど，それは余韻とも言い換えることができると思います。よい芸術作品には心地よい余韻があります。芸術の役割の一つは，読者，聴者，視者といいますか，受け手に感情・思考を伝達するわけですが，伝達する感情は心地よいものであるべきですよね。

「非人情」の『草枕』を読んだ後には，とても心地よい余韻が残ります。そして心の静寂が得られます。グールドはヨハン・セバスチャン・バッハのピアノ演奏で有名なのですが，どの演奏も共通して同じような感情と思考を私に与えてくれます。それはやはり心の静寂なんですよ。つまり，芸

術の方法は異なっていても，よい芸術作品によって活性化される脳内機構，脳内部位というのはもしかしたら，非常に類似した機能，場所なのではないかという気がしています。

──　中国には春風駘蕩たる南画がありますね。『草枕』の主人公の画工は，絵が描けない絵描きなんですが，もう一つ，あの小説の読後感のよさというのは，やっぱりグールドもそう感じたと思うんですけれど，あの小説の持っている文章の運びが，逆に非常に音楽的であった。グールドはとても耳のいい人で，それに感応して，自分の声で演奏した。また，原語の日本語ではなく，アラン・ターニー訳の英語で読んだために，われわれネイティブな人間が漢字が多くて難しいという弊害から免れて，プロソディ豊かな朗読になりました。

山鳥　その英文をちょっと読んでみたいですね。おそらくリズムのよさというものが効いていると思いますね。ただ漱石の文体のリズムというのは，完璧なものですから，どの小説を読んでも，すごくリズムがあるわけ

『草枕』を朗読するグールド

山路を登りながら，かう考えた。
　智に働けば角がたつ。情に棹させば流される。意地を通せば窮屈だ。兎角に人の世は住みにくい。

Going up a mountain, I fell to thinking.
　Approach everything rationally, and you become harsh. Pole along in the stream of emotions and you will be swept away by the current. Give free rein to your desires, and you become uncomfortably confined. It is not a very agreeable place to live, this world of ours.（Alan Turney）

ですよね。読みにくさというのがまったくない。そういう意味ではすごい人ですよね。だから，そういう文体が持っている音楽というのが，一つあるのかもしれませんね。

河村 グールドは『草枕』の英訳本を死の直前にカナダの国営放送で朗読したんです。また，いろいろな人に電話で朗読して聴かせたんです。

山鳥 グールドは日本に来たことはありますか。

河村 ないです。日本に来たことはないです。東洋に来たことはないんですよね。それも不思議なんですけど。

山鳥 それはすごく不思議ですね。

「非人情」のその後

河村 グールドは『草枕』のラジオ番組も製作しています。で，「非人情」というのは，「デタッチメント」と訳されています。先生は先ほど「非人情」についてお話をなさりかけましたけど。

山鳥 僕は漱石の「非人情」は「知情意」から全部距離をおくということだというふうに理解してますけどね。

── それは鷗外の「レジグナチオン」（諦念）とはまた違いますね。鷗外の場合には「レジグナチオン」が有名で，鷗外を理解するキーワードです。けれどもあれは鷗外のもっている野心とか，それからやっぱり軍人であるし，公的な官僚の中で栄達を遂げた人のもってる暗い影みたいで，結局自分が「あれか，これか」で分裂してる生活で忙しい，物書きだけでも甘んじられないし，軍人だけでも甘んじられないという，そういうふうな人の持っている作為的な「レジグナチオン」ですから，普遍性はあまりない（笑）。距離をおくというのとはちょっと違うと思いますね。

山鳥 漱石はそっちのほうには行かなかったんだものね。あとはどんどん人情の世界に入っていったわけで，情のどろどろの世界の中を足掻きまわった人だから，そのあと，その方向に何かを展開させることにはなってま

せんよね。

―― 『草枕』を漱石は2週間で書いた。ある種の幸福な状況で一気呵成に書かれたという意味では非常に彫琢された文章なんですが，全然作為的な影がないというぐらいに，非常に気持ちがいい。漱石はその後小説を書く時は，どんどん晩年になると，苦労して小説を書くぐらいいやなことはないから，午前中小説書いたら，あとは漢詩の世界だけに遊ぶ(笑)。

それですべての憂さを晴らすくらいにやらないと，今度は緊張は保たれない。先生が言われたように本当に血みどろの「情」の，特に恋愛とか，離婚とかいろんなことをテーマにしだしてから漱石は変わりましたね。

ただ漱石の生きていた時代はむしろ「情」の世界の時代だった。文学的には田山花袋などの時代なわけでしょう。本当に「情」が盛んな時代に一人「非人情」の『草枕』を書くわけで，それが面白い。いわゆる自然主義というのはそういうものを扱って，痴情のゴタゴタを扱うのが小説だと思ってるところに，全然違う形，それに対する「デタッチメント」なんですよ。

山鳥　それに対するある種の反旗ですよね。

グールドの出世間的姿勢

河村　そういう意味ではグールドも似ています。要するにロマン派的な非常に情緒深い，フルトベングラーだとか，ストコフスキー，ホフマン，バーンスタインだとか，メニューインとか，そういう人たちが出てきた時にわざとみたいに離れるのです。

その人たちは皆コンサート・アーティストとして非常に有名で一般大衆の味方を得，派手に振る舞うんですけれど，もちろんカラヤンもそうですけど。実はグールドはフルトベングラーと同じぐらい語っている。カラヤンやメニューイン以上にしゃべってますよ。バーンスタインぐらいしゃべってるんじゃないかな。書いたものも多いし，放送も多い。放送という

手段で自分の意見はきちっと歴史に残しちゃってます。

　もう一つ面白いのは，漱石がそうですが，全集がたくさん出るでしょう。どの作家も日本では全集が出されますが，漱石だから読む，鷗外だから読むという作家の1人でしょう，漱石も鷗外も。グールドもそうなんです。これは音楽家では珍しいんですが，グールドが出せば，たとえば先ほど言ったような近代音楽のクセナキスでも売れるんですよ。

　グールドの定番はヨハン・セバスチャン・バッハの「ゴールドベルク変奏曲」ですけれど，バッハの鍵盤曲のおよそ3分の2ぐらいレコードに入れていますが，それが全部売れる。

　グールドであればモーツァルトでもベートーベンでも，それから近代音楽でも売れちゃうわけで，そういう意味では漱石・鷗外と共通しています。そういえば山鳥重の論文であれば全部読むという人もいますよね。僕もファンの1人だからそうなんですけれど。

山鳥　そういう音楽家がいるんですね。

──　少し脱線しましたが，この辺りで終ります。長時間ありがとうございました。

『神経心理学コレクション』

シリーズ編集
山鳥　重　東北大学教授
彦坂興秀　順天堂大学教授
河村　満　昭和大学助教授
田邉敬貴　愛媛大学教授

　ダイナミックで複雑な脳の働きを新しい切り口で捉え直すシリーズ。言語，行為，知覚から，意識や記憶など多岐にわたる人間の高次機能を解明。狭義の「神経心理学」にこだわらず，脳という巨大な星雲を通して起こる現象を日常の研究や臨床と結びつけて解析，「脳の科学」と「心の科学」の統合をめざす。

［続刊予定］
山鳥　重　「記憶の神経心理学」
田邉敬貴　「痴呆の症候学」
河村　満・望月　聰　「認知神経解剖学」
入来篤史　「道具使用の神経心理学」
池田　学　「側頭葉の神経心理学」